일하는 당신을 위한

최고의
수면법

일하는 당신을 위한 최고의 수면법

: 아침이 두렵지 않은 직장인의 꿀잠 루틴

초판 발행 2023년 5월 25일
2쇄 발행 2024년 6월 20일

지은이 스미야 료 / **옮긴이** 이효진 / **감수** 주은연 / **펴낸이** 김태헌
총괄 임규근 / **책임편집** 권형숙 / **진행·교정교열** 고영아 / **디자인** 어나더페이퍼
영업 문윤식, 신희용, 조유미 / **마케팅** 신우섭, 손희정, 박수미, 송수현 / **제작** 박성우, 김정우

펴낸곳 한빛라이프 / **주소** 서울시 서대문구 연희로 2길 62
전화 02-336-7129 / **팩스** 02-325-6300
등록 2013년 11월 14일 제25100-2017-000059호 / **ISBN** 979-11-90846-62-2 03510

한빛라이프는 한빛미디어(주)의 실용 브랜드로 우리의 일상을 환히 비추는 책을 펴냅니다.

이 책에 대한 의견이나 오탈자 및 잘못된 내용은 출판사 홈페이지나 아래 이메일로 알려주십시오.
파본은 구매처에서 교환하실 수 있습니다. 책값은 뒤표지에 표시되어 있습니다.
한빛미디어 홈페이지 www.hanbit.co.kr / 이메일 ask_life@hanbit.co.kr
한빛라이프 페이스북 facebook.com/goodtipstoknow / 인스타그램 @hanbit.pub

지금 하지 않으면 할 수 없는 일이 있습니다.
책으로 펴내고 싶은 아이디어나 원고를 메일(**writer@hanbit.co.kr**)로 보내주세요.
한빛라이프는 여러분의 소중한 경험과 지식을 기다리고 있습니다.

일하는 당신을 위한

최고의
수면법

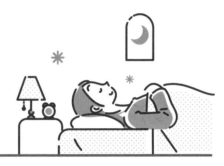

아침이 두렵지 않은
직장인의 꿀잠 루틴

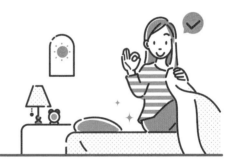

스미야 료 지음 | **이효진** 옮김 | **주은연** 감수

HB 한빛라이프

일러두기

본문의 주는 옮긴이와 감수자가 독자의 이해를 돕기 위해 붙인 것입니다. 옮긴이의 주는 '＊'로, 감수자의 주는 '감수자 주'로 표시했습니다.

사람의 생애 주기에는
숙면 법칙이 숨겨져 있다.

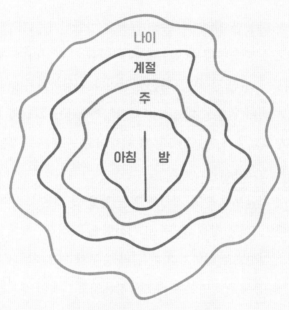

사람의 생애 주기 숙면 법칙

일하는 사람에게 가장 중요한 것은
'식사'도 '운동'도 아닌 '숙면'이다

나는 다양한 기업에서 수면 문제로 힘들어하는 직장인들에게 스스로 숙면할 수 있도록 돕는 일을 하고 있다. 바로 수면 지도사, 수면 컨설턴트라는 직업이다. 지금까지 수면 지도사로 일하며 일본을 대표하는 대기업부터 중소기업에 이르기까지 120개 사, 총 6만 5천 명 이상의 수면 문제를 겪는 직장인을 만났다.

사실 처음부터 수면 개선을 돕는 일을 한 것은 아니다. 약 15년 전, 고베 시청을 그만두고 시작한 일은 직장인에게 가장 좋은 컨디션으로 일하기 위한 '근력 운동'을 가르치는 것이었다. 근력 운동을 하면 스트레스에 강해지고 의욕이 생기는 등 일할 때 많은 도움이 된다. 그런데 근력 운동만으로는 업무 성과가 좋아지지 않는다는 사실을 조금씩 깨닫게 되었다.

10년 전쯤 상급 수면 지도사 자격증을 취득한 후 수면과 식사에 대한 상담을 시작하고 관련 데이터를 모아봤더니 **'직**

장인들이 가장 힘들어하는 것은 수면'이라는 사실을 알게 되었다. 식사 문제나 운동 부족으로 힘들어하는 사람도 물론 있었지만 수면 부족이나 장애 때문에 어려움을 겪는 사람이 훨씬 많았다.

수면은 식사나 운동보다도 훨씬 더 정신 건강이나 행복과 밀접한 관계가 있다. 탄수화물 중심의 식사나 운동 부족도 건강에 좋지 않지만 수면 부족만큼 정신 건강이나 개인의 행복에 악영향을 주지는 않는다. 반면 충분히 잠을 자지 못하면 심리적으로 불안해지고 행복도가 극단적으로 떨어진다.

수면은 일하는 데 있어서 가장 중요한 요소인데, 직장인의 대부분은 수면 부족으로 어려움을 겪고 있다. 우리 회사에서 수면 부족인 직장인들에게 실제로 수면을 개선하고 싶은지 설문조사를 했을 때 '그렇다'라고 대답한 사람이 80%를 넘었다. 이는 식습관 개선(약 41%), 운동(약 23%)보다 압도적으로 많은 수치다. 그만큼 많은 직장인이 수면 문제를 어떻게든 해결하고 싶어 한다는 의미다.

다른 산업에 비해 후순위였던 '수면 업계'가 전환점을 맞이한 계기가 있었다. 2017년 일본 유행어 대상* 베스트10에 '수면 부채睡眠負債, Sleep debt'라는 말이 뽑히면서 많은 사람들의 머

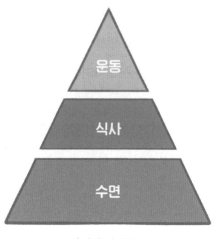

컨디션 피라미드

릿속에 '수면은 중요하다'라는 인식이 은연중에 자리 잡은 것
이다.

수면 부채라는 말이 화제가 되면서 나와 같은 일을 하는 사
람이 늘어날 것이라고 예상했지만 병원이나 상담 센터를 찾
기보다는 고급 매트리스와 고급 베개의 매출이 폭발적으로
늘어났다. 양압기CPAP와 같은 수면무호흡증후군 치료 기구를
찾는 사람도 많아졌으며 숙면을 돕는 영양제가 많이 팔리는
등 수면 문제를 해결할 수 있는 상품들이 인기를 끌게 되었다.

＊ 일본에서 매년 연말 한 해 동안 인기를 얻은 신조어나 유행어에 주는 상

물론 이러한 것들은 수면의 질을 개선하는 데에 도움이 된다. 다만, 현대 사회에서는 **숙면에도 '돈이 든다'라는 인식이 퍼지는 것은 너무나도 안타까운 일이다. 실제로는 큰돈을 들이지 않아도 잠을 잘 수 있기 때문이다.** 물론 기면증narcolepsy이나 중증의 수면무호흡증후군sleep apnea syndrome인 사람 등 개인의 노력만으로는 숙면을 취할 수 없는 사람도 있다. 하지만 대부분은 일상 속에서 약간의 고민과 환경 변화만으로도 쉽게 수면 문제를 해결할 수 있다.

돈으로 해결하는 방법도 하나의 해결책이기 때문에 비난할 생각은 없다. 다만, 많은 직장인이 즐거운 마음으로 자신의 수면 패턴을 파악하고 **평생 써먹을 수 있는 숙면 기술**을 익혀 인생을 마음껏 즐기기를 진심으로 바랄 뿐이다.

이 책은 매일 밤 편안하게 숙면할 수 있도록, 나아가 계절이 바뀔 때, 나이가 달라질 때, 새로운 가족이 생길 때 등 인생의 다양한 상황에서도 숙면을 취할 수 있도록 편집자, 일러스트레이터와 함께 마음을 담아 만들었다. 여러분과 여러분의 가족, 주변 사람에게도 도움이 되기를 바란다.

인류의 가장 오래된 건강 비결, 숙면

　잠을 잘 자고자 하는 욕망은 일본과 한국, 양국 모두 뜨겁다. 두 나라는 공히 전 세계적으로 가장 잠이 부족한 국가이다. 절대적인 수면 시간이 부족한 것도, 수면의 질이 좋지 않은 것도 닮았다. 수면 부족을 호소하는 사람은 많지만 안타깝게도 일반인을 위한 괜찮은 수면 관리 책은 드물다. 오히려 과학적 근거를 제시하지 않는 건강기능식품이나 수면 테크 제품 광고로 도배된 블로그 글이나 온라인 영상들이 많은 수면장애 환자들을 혼란스럽게 만들고 있다.

　이 책은 임상의의 현실적인 고충과 수면장애 환자들의 궁금증을 해소할 수 있는 좋은 솔루션들을 제공한다. 가장 큰 특징은 생애 주기별, 시간별로 필요한 숙면 지침을 따라하기 쉽게 설명한 점이다. 게다가 솔루션 적용이 매우 유연하다. 예컨대, 일주일 수면 패턴을 미리 계획하고 요일별로 수면 주기에 변동을 허용한 것은 신선하다. **생체시계의 최적화(가장 좋은 심신의 컨디**

선을 유지하고, 최고의 성과를 낼 수 있는 상태)를 이룰 수 있는 근본적인 방법은, 주중/주말, 휴가/비휴가와 상관없이 일정한 취침-각성 주기를 유지하는 것이다! 그러나 근무 형태, 라이프 스타일 등의 이유로 이행하기가 어려운데, 저자는 이런 현실적인 한계를 극복할 수 있는 최선의 아이디어를 제공한다. 과학적 근거도 충분하다.

이 책의 기발한 솔루션 중 하나는 바로 저널링이다. 자려고 하면 머릿속에 온갖 것이 떠올라 잠들기 어려운 직장인들을 위해, 기존의 불면증 치료법인 '인지행동치료'에서는 명상일기(또는 걱정일기) 작성을 추천한다. 저자는 여기서 한걸음 더 나아가 예측일기prediction diary까지 쓰도록 한다. 이는 예기불안을 줄여서 편히 잠들 수 있게 하는 좋은 방법이다. 자면서도 뇌가 계속 일을 하는 불면 환자들에게 강력 추천한다.

취침 전 알코올과 카페인 섭취나 몇몇 조언은 문화적 차이를 감안해도 통상의 의학적 소견과는 온도차가 있어 감수자로서 최대한 추가적인 설명을 통해 보완하고자 했다.

그럼에도 불구하고, 사람의 생애주기에 맞춰 적절한 숙면 법칙을 이토록 친절하고 명확하게 제시해 주는 책은 이제껏 본 적이 없다. 건강한 삶을 원하는 이들에게 가장 중요한 건 '식사'도 '운동'도 아닌 '숙면'이라는 저자의 의견에 전적으로 동의하며, 감수를 마친다.

차례

프롤로그
일하는 사람에게 가장 중요한 것은 '식사'도 '운동'도 아닌 '숙면'이다 6

감수의 글
인류의 가장 오래된 건강 비결, 숙면 10

제1장
현대 직장인에게 숙면이 꼭 필요한 이유

이제는 일할 때 'Do'가 아니라 'Be'가 중요하다 18
숙면은 직장인의 불평등을 없앤다 22
평범하게 일상생활만 해도 수면 부족이 될 수 있다 26
수면 부족의 가장 큰 문제는 인간관계 악화다 30

제2장
인생에는 숙면 법칙이 있다

인생에 숨겨진 숙면 지도를 찾아라 36
왜 푹 자고 싶은가? 이유를 알면 숙면을 취할 수 있다 40
DAY : 하루의 수면 패턴을 정하면 숙면은 반 정도 이룬 것이나 마찬가지다 44
WEEK : 월요일의 첫 단추를 잘못 끼우면 일주일 내내 영향이 미친다 48
SEASON : 각 계절과 환절기에 맞는 숙면 기술이 있다 52
AGE : 나이나 인생의 중요한 이벤트에 따라 최적의 수면 대책은 바뀐다 56
칼럼 ✳ 바닥에서 자도 비싼 침대에서 자도 수면의 질은 같다? 60

☽ 제3장
수면에 관한 새로운 상식

× 잠을 많이 자면 손해다 / ○ 잠을 자면 더 많은 것을 얻는다 64
× 8시간은 꼭 자야 한다 / ○ 최적의 수면 시간은 사람마다 다르다 68
× 자지 않고 노력한다 / ○ 잘 자기 위해 노력한다 72
× 밤에 좋아하는 일을 한다 / ○ 아침에 좋아하는 일을 한다 76
× 일찍 자고 일찍 일어나기 / ○ 일찍 일어나고 일찍 자기 80
× 잠을 깨고 일어난다 / ○ 일어나서 잠을 깬다 84
× 자신을 위해 숙면한다 / ○ 주변 사람을 위해 숙면한다 88
칼럼 ✻ 수면 개선을 위한 마우스피스 이야기 92

☽ 제4장
DAY(아침) : 아침을 지배하는 자가 숙면을 지배한다

잠을 깰 때는 아침 햇살 대신 조명을 활용하자 96
아침에 일어나는 것은 '혈압'이 아니라 '체온'으로 결정된다 100
알람 시계 활용법에 따라 하루의 능률이 바뀐다 104
아침에 일어났다가 다시 잠들면 스트레스는 줄지만 호르몬 균형이 무너진다 108
일어나자마자 커피를 마시면 스트레스 저항력이 낮아지기 때문에 피해야 한다 112
아침 식사를 챙겨 먹는 것도 거르는 것도 정답은 아니다 116
하루 중 스트레스에 가장 강한 시간은 아침에 일어나서 1시간 후다 120
행복해지는 일은 아침에 하는 습관을 들이자 124
숙면 실천법① 잠이 완전히 깨지 않아도 일어날 수 있는 '스르륵 기상법' 128
칼럼 ✻ 술을 마신 후의 숙면 기술 130

⤴ 제5장
DAY(밤) : 일 잘하는 직장인이 밤을 보내는 방법

업무 모드는 목욕이나 샤워를 통해 강제로 끈다 134
자기 전에 무엇을 마시는지가 수면의 질을 결정한다 138
자는 동안에는 위를 완전히 비워두는 것이 숙면의 기본 원칙이다 142
자기 전에 저널링으로 명상을 하자 146
자기 전에 스트레칭으로 몸을 이완하면 더 깊이 잠들 수 있다 150
숙면의 가장 큰 적인 자기 전 스마트폰은 의지만으로는 99% 끊기 어렵다 154
숙면 실천법② 숙면을 위한 1분 스트레칭 158
칼럼 ＊ 숙면할 수 있는 호텔을 선택하는 비법 160

⤴ 제6장
WEEK : 일주일을 어떻게 보내는지에 따라
업무 성과가 달라진다

월요일 아침에 컨디션이 좋지 않으면 금요일이 되어서야 업무 능력이 회복된다 164
몸과 마음의 피로는 목요일에 최고조에 이른다 168
업무에서 좋은 성과를 내는 사람은 휴일에도 평일에도 수면 스타일을 바꾸지 않는다 172
앞으로는 수면 부채를 줄이는 것이 아니라 수면 저축을 늘려야 한다 176
아침형 인간과 저녁형 인간은 태어날 때 결정된다 180
주말마다 침실 청소를 하는 습관을 들이면 일주일 내내 숙면할 수 있다 184
칼럼 ＊ 자신이 '아침형 인간'인지 '저녁형 인간'인지 알아보는 방법 188

제7장
SEASON : 계절 변화에 맞는 숙면 기술

봄은 직장인에게 비수기다 192
코막힘을 유발하는 꽃가루 알레르기 등 알레르기는 숙면의 가장 큰 적이다 196
1년 중에 가장 지치기 쉬운 달은 6월이다 200
여름에는 최적의 수면 시간이 짧아지기 때문에 평소보다 빨리 일어나자 204
겨울 아침에 일어나기 힘든 이유는 추위뿐만 아니라 태양 빛도 관련이 있다 208
계절의 변화는 몸과 마음에 부담을 줄 수 있으니 유연하게 대처하자 212
긴 연휴에는 마음껏 놀고 마지막 이틀 동안 평소 생활로 돌아간다 216
수면 패턴이 무너지기 쉬운 성수기에는 바쁜 일이 끝날 때쯤 재충전의 날을 정한다 220
칼럼 ✳ 일 때문에 잠드는 시간이 늦어졌을 때 하루 만에 되돌리는 방법 224

제8장
AGE : 나이에 따라 바뀌는 숙면 기술

사회 초년생이라면 빨리 학생의 수면 패턴에서 사회인의 수면 패턴으로 바꾸자 228
20대는 저녁형이 많고 적정 수면 시간이 길기 때문에 낮잠을 활용하는 것도 방법이다 232
결혼하면 서로 최적의 온도에 대해 이야기하고 맞춘다 236
결혼해서도 이불은 따로 쓰는 게 좋다 240
아이가 생겨도 아이를 부부 사이에 재우는 건 피하자 244
잠옷은 연령별 특징에 맞춰서 바꿔 입어보자 248
다양한 원인으로 생기는 코골이는 확실히 수면의 질을 떨어뜨린다 252
신체 호르몬 변화가 큰 시기에는 수면의 질 저하에 대비하자 256
50대가 지나면 밤중 화장실 대책이 필요하다 260
50대부터는 조금씩 수면 시간이 짧아지므로 '밤에 깨어있는 힘'을 키울 필요가 있다 264
칼럼 ✳ 여러 명이 함께 잘 때는 이산화탄소 농도에 주의하자 268

에필로그
인생의 다양한 수면 고민에 답을 제시하는 '숙면 지도'를 손에 넣자 270

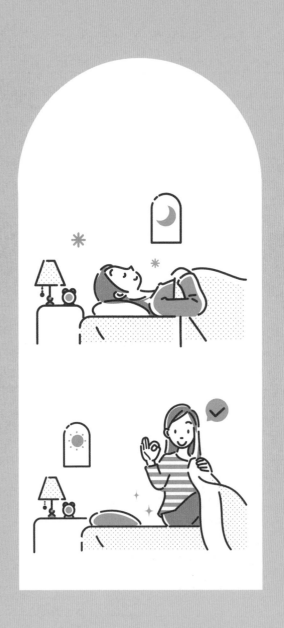

제1장

현대 직장인에게 숙면이 꼭 필요한 이유

이제는 일할 때
'**Do**'가 아니라
'**Be**'가 중요하다

사람들은 대부분 업무에서 중요한 건 시간 관리라고 생각한다. 일을 할 때 '언제, 무엇을 할 것인가'는 오래전부터 중시되는 요소였다. 이렇게 **'언제 무엇을 할 것인가do'**에 대해서는 누구나 고민하지만 **'어떤 컨디션be으로 일할 것인가'**를 생각하는 사람은 그리 많지 않은 듯하다.

완벽한 몸 상태가 아니어도 할 수 있는 손쉬운 일이나 단순 반복 업무는 최근 몇 년 사이에 인공지능AI으로 대체되기 시작했다. 앞으로 사람들이 하는 일은 머리가 맑은 상태, 졸리지 않고 집중할 수 있는 상태, 심리적으로도 평온한 상태가 아니면 할 수 없는 일만 남을 것이다.

예를 들어 홍보 전단을 만들려고 하면 예전에는 관련 작업이 상당히 많았지만, 지금은 다양한 템플릿 중에서 하나를 선택하고 사진 두세 장과 간단한 문구만 넣으면 완성도 높은 전단을 만들 수 있다. 이때 중요한 것은 최적의 템플릿 선택하기, 가장 좋은 사진 고르기, 적절한 문구 찾기, 이 세 가지뿐이다.

그렇다 보니 **업무를 할 때 얼마나 최상의 컨디션을 유지하며 일하느냐**가 중요해진다. 이해하기 쉽도록 홍보 전단을 예로 들어 설명했지만 앞으로는 무슨 일을 하든 '무엇을 하는가do'가 아니라 '어떤 상태에서be 일하는가'에 더 신경 써야 한다는 뜻이다.

밤에 잠을 푹 자고 일어나 활기차게 업무를 시작한다면 하루 중 대부분의 시간을 최상의 상태로 일할 수 있다. 앞으로는 우선 최상의 컨디션be을 만들고 그 상태를 유지하며 정확한 지식이나 정보를 익히고know, 실행do하는 것이 모든 업무의 표준이 될 것이다.

이제 Do보다는 Be를 신경 써야 할 때

1 ▶ 이제는 일을 할 때 어떤 상태로 일을 하는지가 더욱 중요해진다.

2 ▶ 숙면을 취하고 다음날 상쾌하게 업무를 시작하는 것이 가장 좋은 방법이다.

3 ▶ 우선 최상의 컨디션(be)을 만든 후 정확한 지식이나 정보를 익히고 (know), 실행(do)한다.

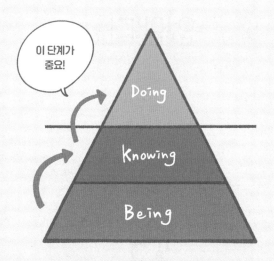

숙면은
직장인의 **불평등**을
없앤다

）ﾞ）ﾞ●((ﾟ

　나는 회사 대표부터 신입 사원에 이르기까지 다양한 직급
의 사람을 만나 숙면하도록 돕는 일을 하고 있다. 대부분 현재
수면 부족을 겪는 사람들이기 때문에 사전에 수면 테스트와
정신 건강 테스트를 한다.

　이미 다양한 논문과 연구를 통해 수면 부족과 심리 불안은
밀접한 관련이 있다는 사실이 밝혀졌는데, 실제 5,000명 이상
의 고객을 대상으로 시행한 테스트에서도 수면 부족(불면 정
도)과 심리 불안(우울 정도)은 높은 상관관계가 있다는 사실이
확인되었다(25쪽 그래프 참조).

**수면 문제가 해결되면 업무 내용이나 부서가 바뀌지 않더라도 '정
신 건강'이나 '행복도'가 수면과 비례해 개선되었다.** 같은 직장에 다
녀도 숙면을 하는 사람과 그렇지 않은 사람이 있다. 어떤 사람
은 밤에 푹 자고 개운하게 하루를 시작하는 반면, 어떤 사람은
깊이 잠을 자지 못해 집중력이 떨어진 상태로 일을 하는 불평

등이 시작된다. 그리고 그 수면의 차이는 정신 건강과 행복에 영향을 주기 때문에 수면 불평등은 급여 불평등을 넘어 삶의 질에 큰 영향을 미친다.

기본적인 기술만 익힌다면 돈을 들이지 않고 수면 격차를 좁힐 수 있다. 식생활의 격차는 돈이나 노력을 들이지 않으면 메울 수 없다. 운동의 격차는 더 좁히기 힘들다. 하지만 **수면의 격차를 줄이는 데에는 돈도 큰 노력도 필요 없다.**

미래를 쉽게 예측할 수 없는 요즘, 회사든 직종이든 점점 더 불안정한 상황 속에서 압박감을 크게 느끼고 스트레스를 받는 사람이 늘고 있다. 조금은 극단적으로 들릴지 모르겠지만 아무리 미래가 불확실하더라도, 엄청난 압박감이 있더라도 밤에 충분히 잠을 자고 나면 인생이 지금보다는 편해질 것이다. 자면서 에너지를 회복하고 아침에 개운한 기분으로 일어난다면 다양한 어려움도 잘 극복해 나갈 수 있다.

'숙면 기술'은 일하는 모든 사람에게 꼭 필요한 기술이다.

숙면 기술은 일하는 사람의 필수 기술이다

1 ▸ 수면 부족과 심리 불안에는 밀접한 관계가 있다.

2 ▸ 수면 문제는 식생활이나 운동에 비해 돈이나 노력을 많이 들이지 않고 개선할 수 있다.

3 ▸ 업무상의 불평등보다 수면의 질로 인한 불평등을 없애는 것이 무엇보다 중요하다.

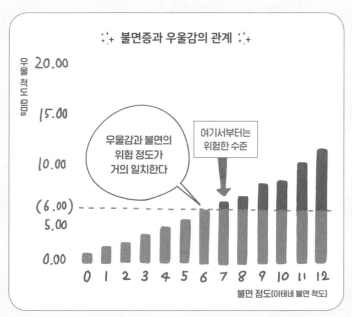

• 20~50대의 직장인 남녀 6,039명을 대상으로 라이프리LIFREE 사 조사

평범하게
일상생활만 해도
수면 부족이
될 수 있다

일본이나 한국은 수면 환경이 세계에서 가장 나쁜 나라다. **수면 부족으로 인한 경제적 손실도 매우 크다.** 이런 말을 들어본 적이 있는가? 자기 자신이나 주변 사람을 보면 그렇게까지 숙면을 방해하는 생활 습관을 가진 것도 아니고, 다른 나라 사람도 밤에 스마트폰이나 게임을 하지 않느냐며 동의하지 못하는 사람도 있을 것이다.

하지만 **다양한 조사 결과, 일본은 수면 부족인 사람의 비율이 세계에서 가장 높은 나라다. 수면 문제로 인한 일인당 경제적 손실도 세계 1위라고 한다.** (한국 또한 OECD 회원국 중 평균 수면 시간 최하위를 기록했다. 감수자 주)

사실 일본에서는 평범하게 일상생활만 해도 수면이 부족해지는 몇 가지 이유가 있다. 한 가지 원인은 **밤에 조명이 너무 밝다**는 것이다. 일본 가정의 야간 조명은 다른 나라보다 훨씬 밝아 누구나 수면 부족 상태가 될 수 있는 수준이다. 한 조사에 따르면 일본의 야간 조명은 해외와 비교했을 때 매장 내부는 40% 정도, 공공시설은 5배나 밝다고 한다. (국제 공동 연구팀의 빛 공해 실태 분석에서 한국은 빛 공해에 많이 노출된 국가 2위에 올랐다. 감수자 주)

일본인이 수면 부족을 겪는 또 한 가지 이유는 일본인 중 80% 이상이 특정 유전자를 가지고 있기 때문이다. 이는 세로토닌 전달체serotonin transporter, SERT S형 유전자를 말하는 것으로 감정 조절에 관여한다. 이 유전자 보유율이 다른 나라 사람들과 비교했을 때 일본인이 눈에 띄게 높다. 그렇기 때문에 일본에서는 수면 문제 중에서도 밤에 잠을 자지 못해 힘들어하는 사람들이 가장 많다. 이러한 유전자의 영향으로 일본에서는 지극히 평범한 생활을 하더라도 수면이 부족해질 가능성이 매우 크다. (워릭 대학 교수팀에서 실시한 이 연구에서 한국과 일본이 거의 비슷한 확률로 해당 유전자를 보유한 것으로 나타났다. 감수자 주)

수면 부족이 되기 쉬운 환경

1 ▸ 가정의 표준적인 야간 조명만으로도 수면이 부족해질 수 있다.

2 ▸ 가정 이외의 장소도 야간 조명이 밝고 그러한 경향은 개선되지 않을
    것으로 보인다.

3 ▸ 일본인이나 한국인처럼 S형 유전자 보유율이 높으면 밤에 고민에
    빠지는 경우가 많다.

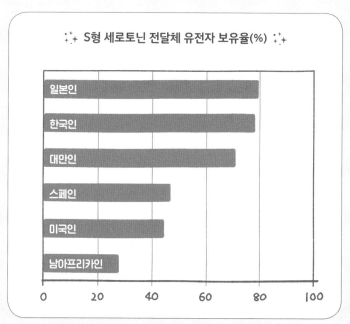

출처: 야마모토 준이치 저 《불안 유전자를 억제해 마음이 훨씬 편해지는 책》(슈와시스템)

수면 부족의
가장 큰 문제는
인간관계 악화다

일본에는 기업 차원에서 사원의 숙면을 위해 힘쓰는 업계가 있다. 바로 운수업이다. 많은 승객을 태우는 비행기나 전철, 버스를 운전하는 사람의 수면 부족 문제는 당연히 개선해야 하는 일로 여겨진다.

이 업계가 수면 개선에 힘을 쏟게 된 이유는 수면 부족으로 인한 졸음운전 등으로 대규모 사망 사고가 잇따라 발생했기 때문이다. **실제로 지나치게 수면이 부족할 경우, 교통사고 발생 가능성이 5~7배나 증가하기 때문에 승객을 태우지 않았다고 하더라도 운전자의 수면 부족 개선은 중요한 과제다.**

이처럼 일본에서는 '교통사고 방지'를 위해 수면 개선이 필요하다는 인식이 강하다. 그런데 서양에서는 일반적으로 **'커뮤니케이션 악화'를 막기 위해 수면 개선**이 필요하다고 생각한다.

수면 부족 때문에 사소한 일에도 예민해지고 사람들을 대할 때 실수했던 경험은 누구나 있을 것이다. 어쩌면 약간의 커뮤니케이션 문제가 있다고 해도 업무에 그다지 영향을 미치지 않는다고 생각할 수도 있다. 그런데 충분히 잠을 자지 못하면 자기 자신뿐만 아니라 주변에도 해를 끼칠 수 있다는 사실이 과학적으로 밝혀지고 있다.

수면 부족 상태일 때는 주변 사람들이 가까이 다가가는 것을 꺼린다고 한다. 인간은 무의식중에 수면 부족인 사람을 피하기 때문이다. 또, **수면이 부족하면 주변 사람들을 신뢰하지 못하게 된다.** 실제로 수면 부족인 사람이 팀에 있으면 그 팀의 조직력은 떨어진다고 한다.

현대 사회에서 대부분 업무는 팀 구성원들의 협력이 성과에 영향을 미치는 경우가 많다. 그만큼 팀원들 사이의 상호 신뢰 관계가 무엇보다 중요해지고 있다. 이렇게 중요한 요소를 극적으로 악화시키는 수면 부족은 운수업계뿐 아니라 모든 직장인이 반드시 개선해야 할 문제다.

인간관계를 악화시키는 '수면 부족'

1 ▶ 교통사고뿐만 아니라 인간관계 악화를 막기 위해서도 수면 부족을 개선해야 한다.

2 ▶ 잠이 부족하면 자신도, 주변 사람도 서로를 신뢰할 수 없게 되어 업무에 지장이 생긴다.

3 ▶ 앞으로의 비즈니스에서는 모두가 잠을 충분히 자고 일을 하는지가 가장 중요하다.

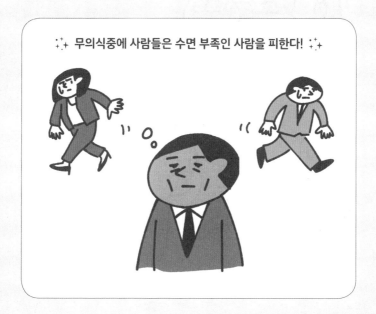

✦ 무의식중에 사람들은 수면 부족인 사람을 피한다! ✦

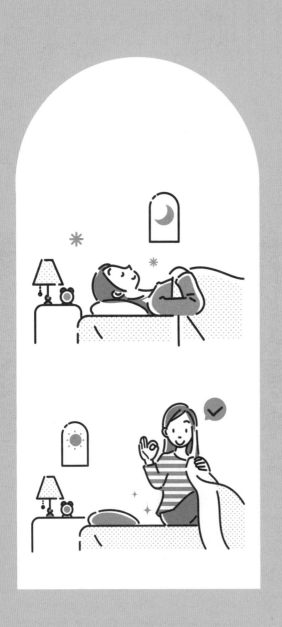

제2장

인생에는
숙면 법칙이
있다

인생에 숨겨진
숙면 지도를
찾아라

우리는 잠으로 인생의 3분의 1을 보낸다. 그런데 **제대로 잠 자는 방법**을 알고 있는 사람은 얼마나 될까?

다른 나라에서는 학교 수업 시간에 수면의 중요성과 기술을 가르치고 회사에서도 수면 교육을 받거나 필요한 도움을 받을 수 있다는 사실이 일반적인 상식으로 통한다.

이에 비해 일본에서는 대부분의 사람이 수면에 대해서 배울 기회가 없다. 그 결과 문부과학성* 조사에서는 고등학생의 60% 이상, 대학생의 80% 이상이 '수업 중에 너무 졸린다'라고 답했고, 이는 미국의 3배 이상에 해당하는 수치다. (한국의 사정도 다르지 않다. 여성가족부 통계에 따르면 청소년의 평일 평균 수면 시간은 7.2시간, 고등학생의 경우 5.8시간에 불과했으며 아동 청소년의 절반 이상이 현재 수면이 부족하다고 답했다. 감수자 주)

---

* 한국의 교육부, 과학기술정보통신부, 문화체육관광부 역할을 하는 행정조직

성인이 되고 나면 상황은 더 심각해서 **성인의 60% 이상이 국제 기준으로 '불면증일 가능성이 크다', '불면증일 가능성이 다소 있다'에 해당한다**는 조사 결과도 있다. (필립스가 실시한 글로벌 수면 서베이에 따르면 한국인 10명 중 6명은 수면 장애를 경험했고, 수면 건강에 만족하는 사람은 절반도 채 되지 않았다. 감수자 주)

이런 상황을 보면 해외와 비교했을 때 수면 교육에 상당한 차이가 있는 것으로 보인다. '교육'이라고 해서 그리 거창한 것은 아니다. '수면의 기본 원칙'을 한 번 배운 후에 청년기, 중장년기, 노년기와 같은 인생의 단계에 혹은 취업, 결혼, 출산과 같은 인생의 중요한 전환점에 필요한 지식을 추가해가면 된다.

편안하게 숙면하는 것은 어려운 일이 아니다. 다만, 인간이 각자 살아가는 인생의 단계에 따라 숙면 기술은 변한다. 그 변화에 맞춰 생겨난 것이 이 책의 주제인 **'숙면 지도'**다.

숙면 지도는 크게 나눠서 **1) 아침DAY, 2) 밤DAY, 3) 일주일WEEK, 4) 계절SEASON, 5) 나이AGE의 다섯 가지**로 구성되고 각각의 항목에 맞는 숙면 기술이 있다. 이 다섯 가지에 필요한 숙면 기술은 완전히 다르다. 하지만 이 '숙면 지도'가 있으면 걱정 없다. 수면 문제가 생겼을 때 자신에게 필요한 항목을 읽으면 확실한 힌트를 얻고 바른 길을 찾아갈 수 있다.

'숙면 지도'가 있으면 평생 숙면할 수 있다

1 ▸ 지금까지 '숙면'하는 방법을 제대로 배울 기회가 없었다.

2 ▸ 그 결과, 아이도 어른도 전 세계에서 가장 숙면하기 힘든 나라가 되었다.

3 ▸ '숙면 지도'를 활용하면 누구든 어느 때나 숙면할 수 있다.

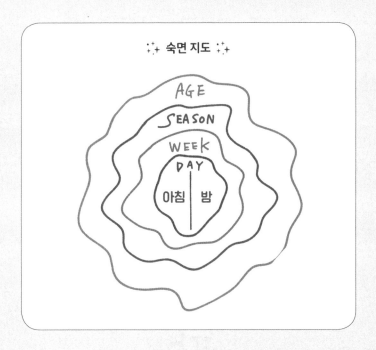

∴+ 숙면 지도 ∴+

AGE
SEASON
WEEK
DAY
아침 | 밤

왜 푹 자고 싶은가?
이유를 알면
숙면을 취할 수 있다

여러분은 이 책을 왜 선택했는가?

'회사 일도 개인적인 일정도 너무 바빠서 수면 시간을 늘릴 수 없지만 일할 때 졸리지 않았으면 좋겠다', '아무리 자도 피로가 풀리지 않아서 아침에 개운하게 눈을 뜨기 힘들다' 등 다양한 이유가 있을 것이다. 어쩌면 그저 단순히 '나도 잠을 푹 자고 싶다'라는 생각으로 책을 펼쳤을지도 모른다. TV나 책에서 '잠을 푹 자면 머리가 좋아진다'라든가 '젊어진다' 등의 정보를 들었을 수도 있다.

나는 지금까지 6만 5천 명 이상의 직장인을 만나 숙면을 돕는 일을 해왔는데, 대부분의 사람은 그렇게까지 간절하게 '숙면하고 싶은 이유'가 없었다. **매일 수면이 부족하거나 아침에 피로가 풀리지 않는 상태가 계속되면 그것이 당연하게 느껴져서 그다지 개선해야겠다는 강한 욕구가 생기지 않기 때문이다.** 또 수면은 다이어트와는 다르게 몸무게나 허리둘레 같이 명확한 지표가 없기 때문에 개선해야겠다는 의지가 쉽게 생기지 않는다는 특징이 있다. 그래도 이 책을 선택한 여러분을 위해 숙면에 도움이 되는 특별한 비법을 소개하려고 한다.

수면 부족을 개선하려면 '왜, 나는 숙면을 하지 못할까?'에 대해 조금 더 깊이 생각해봐야 한다. **실제로 '왜?'에 대해 답을 찾고 숙면 지도를 따라가다 보면 대부분의 사람(94%)은 수면의 질이 개선되었다는 통계도 있다.**

현시점에서 '왜?'라는 질문의 답을 찾아보면 '졸음을 쫓고 싶다', '피로를 다 씻어내고 개운하게 아침을 맞이하고 싶다', '아침에 일어났다가 다시 잠드는 일 없이 한 번에 일어나고 싶다' 등 부정적인 부분을 개선하고 싶다는 생각이 클 것이다.

나아가 '피로감 없이 상쾌하게 일어날 수 있다면 매일 아침 꼭 하고 싶은 일', '휴일에 피로감 없이 빨리 일어났을 때 하고 싶은 일'도 생각해 보고 써보길 바란다. 수면 부족을 개선했을 때 어떤 문제가 해결되고 어떤 긍정적인 효과를 기대할 수 있는지 적어보면 성공 확률이 훨씬 올라간다.

왜 숙면을 하고 싶은가?

1 ▶ 수면 개선은 다이어트 등과 비교하면 객관적인 지표가 없고 효과가 눈에 띄게 나타나지 않기 때문에 성공하기 어렵다.

2 ▶ 현재 수면 부족으로 인한 문제 중에 가장 해결하고 싶은 것이 무엇인지 구체적으로 적어본다.

3 ▶ 밤에 푹 자고 개운하게 일어난 후 여유 시간에 무엇을 하고 싶은지 구체적으로 정리하면 숙면에 성공할 확률이 훨씬 높아진다.

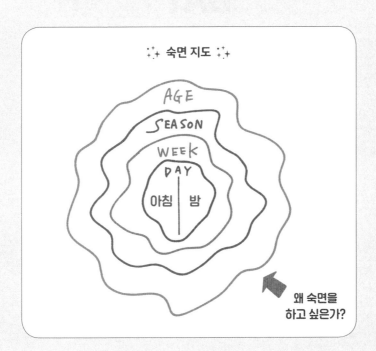

DAY :
하루의
수면 패턴을 정하면
숙면은 반 정도
이룬 것이나 마찬가지다

다이어트는 기본적으로 먹는 양을 줄이고 운동량을 늘리면 된다는 사실을 누구나 알고 있다. 하지만 수면은 오래 자지 않았는데도 아침에 상쾌하게 일어나는 날이 있는가 하면 반대로 오래 잤는데도 아침에 일어나기 힘든 날이 있다는 점을 생각하면 무엇을 어떻게 해야 할지 알기 힘든 분야다. 실제로 자신에게 딱 맞는 수면 패턴을 만드는 일은 매우 복잡해서 단기간에 답을 찾기 힘들다. 하지만 조금씩 해나가다 보면 누구나 확실하게 자신에게 맞는 수면 패턴을 찾을 수 있고 어떤 계절이든, 어떤 시기든 숙면을 할 수 있다.

숙면의 첫걸음은 '기본적인 하루 수면 패턴'을 만드는 일이다. 우선 자신에게 맞는 아침 시간 보내는 법, 취침 시각, 기상 시각 등 대략적인 패턴을 만든다. 다음으로 자신의 체질이나 업무에 맞는 수면 패턴을 추가하고, 일주일 동안 편안하게 패턴에 맞춰 시간을 보낸다면 어떤 계절이든, 환절기든 바쁜 시기든 상관없이 1년 내내 숙면이 가능해진다. 나아가 배우자나 가족이 생겼을 때도 수면 습관이 잘 들어있다면 평생 숙면할 수 있다. 이를 위해서는 우선 하루의 기본적인 수면 패턴을 만드는 일부터 시작해야 한다는 것을 잊지 말자.

수면의 기본은 '그날그날 몸도 마음도 충분히 회복'해야 한다는 것이다. 며칠 동안 수면이 부족한 상태로 보내다가 나중에 몰아서 자기도 하는데 그렇게 하면 피로는 풀리지만 업무 능력은 예전 상태로 돌아가지 않는다는 사실이 연구를 통해 밝혀졌다.

그리고 모르는 사람도 있겠지만 일본인은 하루의 생체시계가 평균 24시간 9분으로 실제 시간보다 9분이 길다고 한다. (사람에 따라 인종에 따라 생체시계에 차이가 있으나 24.2시간인 사람이 가장 많다. 감수자 주) 이렇게 체내 시간과 실제 시간이 맞지 않기 때문에 피로가 쌓이기 쉽다. 매일 숙면을 통해 생체시계를 초기화하는 것이 가장 간단하고 효과적인 방법이다.

자신에게 맞는 밤과 아침 시간 활용법을 우선 제대로 익힌다면 '숙면'을 반쯤 달성했다고 해도 과언이 아니다.

우선 최적의 기본 수면 패턴을 만든다 (DAY)

1 ▶ 수면 개선은 무엇을 해야 하는지 파악하기 힘들기 때문에 단계별로 진행한다.

2 ▶ 수면의 기본은 그날그날의 피로를 잠을 통해 회복하는 것이다.

3 ▶ 하루의 수면 패턴이 자리 잡으면 수면 개선은 반 정도 성공했다고 볼 수 있다.

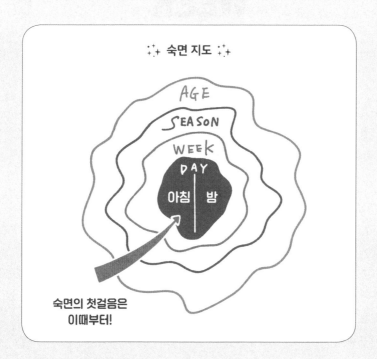

WEEK :
월요일의 첫 단추를
잘못 끼우면
일주일 내내
영향이 미친다

많은 직장인은 평일과 주말의 수면 패턴이 다르다. 총무성[*] 조사에 따르면 평균적으로 평일보다 주말의 수면 시간이 1시간 24분 길다고 한다. 평일과 주말의 수면 시간 차이가 알맞은지 여부는 차치하더라도 직장인은 요일에 따라 수면 패턴에 조금씩 변화를 주는 것이 좋다.

최근에는 다양한 근무 형태가 있지만, 가장 일반적인 주5일 근무를 예로 들어 생각해 보자. **무엇보다 한 주의 시작인 월요일 아침에 상쾌하게 눈을 뜨는 것이 직장인에게는 가장 중요하다.** 일주일의 첫 단추를 잘못 끼우면 일주일 내내 업무 효율이 떨어져 업무가 쌓이고, 잠을 줄여 만회하려다 보니 주말에 녹초가 되는 악순환에 빠진다.

[*] 한국의 행정안전부, 과학기술정보통신부의 일부 역할을 하는 행정조직

가장 좋은 성과를 내기 위해서는 월요일 아침에 최고의 컨디션으로 개운하게 일어나야 한다. 다음으로 가장 피로가 많이 쌓이는 목요일에 대비해 평일에도 중간중간 충분히 자고 피로를 풀어야 한다. 그렇게 하면 평일에 최고의 성과를 낼 수 있다.

주말에는 아무래도 밤늦게까지 좋아하는 일을 하며 시간을 보내고 싶은 욕구가 있다. 평일에 충분히 자고 열심히 일했는데, 주말에 일찍 잠자리에 들어 행복을 느끼지 못한다면 아무런 의미가 없다. 그러니까 주말에 늦게까지 놀더라도 월요일에는 피로를 다 회복하고 상쾌하게 일어날 수 있도록 수면 패턴을 설계하는 것이 기본 원칙이다.

물론 업무에 따라 매주 기복이 있을 수 있고 개개인의 체력에 따라 피로가 가장 많이 쌓이는 요일도 다르겠지만 기본 원칙은 같다. 일주일 단위로 조정하는 방식은 무슨 일을 하더라도, 어떤 패턴에도 응용할 수 있다. 여러분도 업무를 할 때 패턴을 꼭 만들어보길 바란다.

일주일 단위의 최적의 수면 패턴을 만든다 (WEEK)

1 ▸ 대부분의 사람은 평일과 주말, 두 가지 패턴이 있지만 그것만으로는 충분하지 않다.

2 ▸ 월요일에 최고의 컨디션으로 일어나는 것이 가장 중요하다.

3 ▸ 평일의 피로는 평일에 수면을 통해 회복해야 주말에도 늦게까지 즐길 수 있다.

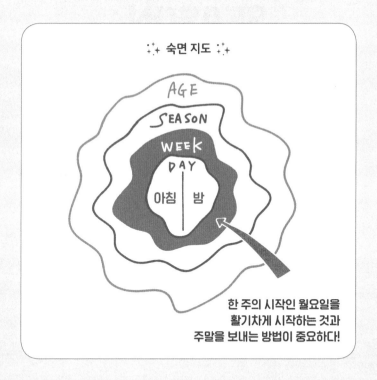

✦ 숙면 지도 ✦

AGE
SEASON
WEEK
DAY
아침 | 밤

한 주의 시작인 월요일을
활기차게 시작하는 것과
주말을 보내는 방법이 중요하다!

SEASON :
각 계절과
환절기에 맞는
숙면 기술이 있다

일본 속담 중에 "봄날 밤 새벽이 와도 모르고 잔다"라는 말이 있다. 그 정도로 봄에는 아침인지도 모르고 늦잠을 자버린다. 평소에는 아침에 잘 일어나는 사람도 봄에는 좀처럼 일어나지 못하는 경우도 많다(사실 내가 그렇다). 반면 여름에는 아침에 일찍 일어나는 사람이 많아 이른 시간부터 공원이나 산책길이 북적거린다.

모두가 의도적이든 아니든 계절에 따라 수면 시간과 패턴이 바뀐다. 하지만 계절에 따른 수면의 변화를 이해하고 1년 동안 최적의 수면 패턴을 유지하는 사람은 많지 않다.

이 책의 제7장에서는 그러한 문제를 해결하기 위해 **계절에 맞는 숙면 기술과 자신에게 맞는 수면 패턴 조절 방법**을 소개한다.

최근에는 네 명 중 한 명이 저기압성 두통과 같은 문제 등 저기압으로 인해 우울감을 느끼는 사람이 많다고 한다. 장마철은 기압 변화가 가장 크고 저기압이 되는 확률이 높기 때문에 의도적으로 숙면을 위해 노력하고 적절한 대책을 세우지 않으면 잠을 푹 자기 힘들다.

특히 환절기에는 기온이나 기압의 변화가 심하고 불안정하기 때문에 숙면에 대해 더 많이 고민하고 대책을 세워야 한다. 인간의 몸은 적응 능력이 있어서 기온이 비교적 일정한 환경에서는 금세 적응해 그다지 스트레스를 받지 않는다. 하지만 갑자기 더워지거나 추워지는 등 매일 환경이 달라지면 몸이 적응하지 못해 스트레스를 많이 받는다. 일교차가 큰 환절기에는 우리 몸도 날씨에 적응하느라 무리를 하기 때문에 이상이 생길 확률이 높다. 날씨 변화에 대응하지 못해 수면의 질이 떨어지는 악순환에 빠지고 결과적으로 업무 성과도 낮아진다.

안 그래도 스트레스가 많은 직장인에게 환절기 숙면 대책은 꼭 필요한 기술이다. 계절 변화가 느껴진다면 이 점을 다시 떠올리기를 바란다.

봄 여름 가을 겨울, 환절기에 맞는 숙면 대책이 있다

1 ▶   각 계절에 따라 최적의 수면 시간은 바뀐다.

2 ▶   환절기는 몸이 가장 스트레스를 많이 받는 시기이므로 대책이 필요
하다.

3 ▶   환절기에 숙면할 수 있다면 상황은 훨씬 유리해진다.

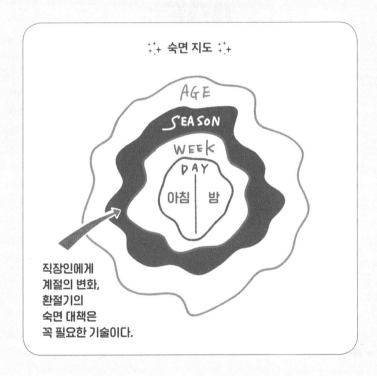

직장인에게
계절의 변화,
환절기의
숙면 대책은
꼭 필요한 기술이다.

AGE :
나이나 인생의
중요한 이벤트에 따라
최적의 수면 대책은
바뀐다

나이를 먹을수록 자연스럽게 아침에 일어나는 시간이 조금씩 빨라진다. 이는 사회인으로서 의식 수준이 높아져서가 아니라 안타깝게도 단순한 노화 현상이다. 나이가 들면 필요한 수면 시간이나 체내 리듬이 변화하기 때문이다.

일본 후생노동성*의 수면 지침에도 '나이가 들면 아침형 인간이 된다'라고 명기되어 있을 만큼, **대부분의 사람은 나이가 들면 적절한 수면 시간이나 패턴이 바뀐다. 그런데 그 사실을 모르고 자신에게 가장 적절한 수면 시간은 변하지 않는다고 생각하는 사람이 많다.**

너무 예민하게 수면 시간이나 패턴을 바꿀 필요는 없지만 10년에 한 번 정도는 라이프 스타일에 따라 수면 패턴을 점검해 보는 것이 좋다. 특히 갱년기처럼 호르몬 균형이 크게 변

---

* 한국의 보건복지부, 고용노동부, 여성가족부 역할을 하는 행정조직

하는 시기에는 꼭 수면 패턴을 확인해보길 권한다. (한국 여성의 경우, 50대 초반 폐경기를 맞으면서 불면증이나 수면장애를 경험하는 비율이 높다. 감수자 주)

나이와 더불어 수면에 대해 고민해야 하는 시기가 결혼(동거)이나 임신 출산 등의 **인생에서 중요한 일이 있을 때다.** 나이에 따른 숙면 대책은 자신만 생각하면 되므로 그다지 어려운 일이 아니지만, 인생의 중요한 이벤트는 타인과 연관되어 있어 난이도가 몇 배 더 높아진다.

예를 들면 남녀에 따라 '숙면할 수 있는 실내 온도'가 상당히 다르다. 실내 온도를 누구에게 맞추어야 하는지 조율이 필요하다. 또 어떻게 하면 잠버릇이 좋지 않은 아이와 같이 자면서 수면의 질을 유지할 수 있을지는 어디서도 알려주지 않기 때문에 대부분의 사람은 이 시기가 그저 지나가기만을 기다린다.

이 책의 제8장에서는 연령에 따른 숙면 기술뿐만 아니라 이러한 인생의 중요한 변화가 있을 때도 숙면할 수 있도록 구체적이고 실질적인 숙면 기술을 소개하고 있으니 부디 도움이 되길 바란다.

나이가 들거나 인생에서 큰 변화가 생기면 숙면 대책은 바뀐다

1 ▸ 나이가 들면서 수면 패턴도 변화하기 때문에 숙면을 위한 방법도 계속해서 바꿔야 한다.

2 ▸ 나이가 바뀌거나 호르몬 등 확실한 변화가 있는 시기에는 숙면 대책도 쉽게 바꿀 수 있다.

3 ▸ 결혼, 육아 등 다른 사람이 수면에 관여하게 될 때는 각각의 대책과 고민이 필요하다.

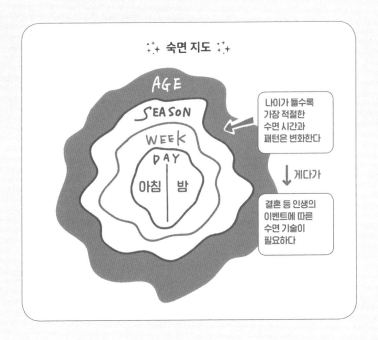

∴ 숙면 지도 ∴

AGE
SEASON
WEEK
DAY
아침 │ 밤

나이가 들수록 가장 적절한 수면 시간과 패턴은 변화한다

게다가

결혼 등 인생의 이벤트에 따른 수면 기술이 필요하다

바닥에서 자도
비싼 침대에서 자도
수면의 질은 같다?

여러 논문에 의하면 '바닥에서 자도 비싼 침대에서 자도 수면의 질은 똑같다'고 한다. 그 말을 들은 사람들이 실제로 바닥에서 자는 모습을 블로그나 유튜브에 올리기도 한다.

근거 없는 이야기처럼 느껴지는 이 내용은 사실이다. 스탠퍼드대학교에서 처음으로 수면 장애 센터를 설립한 수면학의 권위자 윌리엄 디멘트William C. Dement 박사가 연구한 내용이다.

이 연구는 매트리스 회사의 의뢰로 자사의 고급 매트리스와 일반 매트리스를 비교했을 때 수면의 질 차이를 알아보기 위한 실험에서 시작됐다. 하지만 디멘트 박사는 이 두 가지를 비교했을 때 큰 차이가 없을지도 모른다고 생각해 '콘크리트 바닥에서 잔다'라는 조건을 추가했다. 그 결과 놀랍게도 고급 매트리스, 일반 매트리스, 콘크리트 바닥 각각의 조건에서 수면의 질에는 아무런 차이가 없었다. 보통 이러한 불편한 진실은 수면 위로 드러나지 않지만 디멘트 박사가 이 내용을 공표했고, 매트리스 업체가 분노해 연구비가 끊겼다는 설도 있다.

그런데 실제 사람들이 바닥에서 자 본 결과, 대부분 매트리스에서 자는 것이 더 좋다는 결론을 내렸다고 한다. 운동선수를 대상으로 한 다양한 매트리스 관련 실험에서도 확실히 수면의 질에 차이가 있다는 사실이 밝혀졌다. 고급 매트리스 회사가 정상급 운동선수를 대상으로 실험한 결과, 거의 모든 선수가 차이를 느꼈다고 하여 화제가 된 적도 있었다.

대체 무엇이 진실일까?

디멘트 박사는 이후 자신의 저서에서 이 실험을 20대 남성을 대상으로 실시한 것은 실수였다고 말했다. 피실험자가 모두 20대였던 것이다. 20대라면 바닥에서 자도 문제없겠지만 30대 이상이나 운동선수라면 매트리스에서 자는 것을 추천한다.

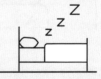

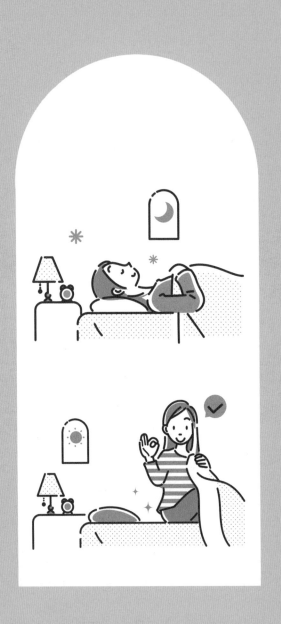

제3장

수면에
관한
새로운
상식

✕

잠을 많이 자면
손해다

○

잠을 자면
더 많은 것을 얻는다

"시간은 금이다"라는 말이 있다. 그러다 보니 '하루는 24시간, 모두에게 똑같으니 경쟁을 위해서는 자는 시간을 줄이고 활동 시간을 늘려야 한다'라고 생각하는 사람이 많다.

특별한 재능이나 인맥이 있는 경우를 제외하고 직장인이 주변 사람들에게 인정받기 위해서는 아무래도 일이나 공부에 많은 시간을 할애해야 한다. 그런데 **그리 길지 않은 인생, 일도 잘하고 여가도 알차게 즐기려다 보면 결국 전혀 생산적이지 않는 수면 시간을 줄여야겠다고 생각하게 된다.**

사실 나도 관공서에서 일할 때는 비슷한 생각을 하며 살았다. 5시간 이상 잠을 잔 기억이 없을 정도다. 지금보다 20년도 더 이전의 이야기인데 그 시대에는 어떻게 하면 성공할 수 있는지, 무엇을 배우면 위로 올라갈 수 있는지 어느 정도 알 수 있었다. 좋든 나쁘든 '질보다 양'을 중요시하던 시대였기 때문에 어느 정도 지식이 있는지, 힘든 일을 맡겼을 때 얼마나 잘 버텨내는지가 중요했다.

하지만 지금은 누구나 다양한 정보에 쉽게 접근할 수 있다. 웬만한 일은 인공지능AI이나 컴퓨터로 하는 것이 당연한 시대이다. 이런 상황에서는 정보의 양보다 '일할 때의 컨디션(집중력이나 상상력을 발휘하기 쉬운 몸과 마음의 상태)'이나 '팀원들과 원활한 커뮤니케이션'이 더 중요하다. 그리고 이 능력은 수면을 통해 끌어낼 수 있다.

알고 있는 사람도 있겠지만 **잠을 자면 별다른 수고 없이 머릿속에 있는 쓰레기가 비워지고 기억이 정리되어 몸과 마음의 건강이 회복된다. 수면은 이 시대의 비즈니스에 가장 필요한 요소를 공짜로 매일 만들어준다.**

과거에는 수면 시간을 '무의미한 시간'이라고 생각하는 사람이 많았지만 이제는 **'트레이닝 시간', '에너지를 충전하는 시간'**이라고 받아들이는 사람이 늘어나고 있다. 잠에는 다양한 효과가 있으므로 수면의 질을 높이지 못하는 사람은 숙면하는 사람과 비교했을 때 엄청난 손해를 보고 있는 셈이다.

무엇보다 원래 사람은 잠을 자면서 행복을 느끼는 존재다. 잠을 자는 행위 자체를 즐겨야 한다.

'잠을 많이 자면 손해다'라는 생각은 '잠을 자면 더 많은 것을 얻는다'로 바꾸어야 한다

1 ▸ 예전에는 잠을 줄여서 노력하는 직장인이 더 유리한 위치에 설 수 있는 시대였다.

2 ▸ 현대 사회에서는 일할 때 좋은 컨디션과 인간관계를 유지하는 것이 중요하다.

3 ▸ 수면은 이러한 것들을 돈도 들이지 않고 손에 넣을 수 있게 해주기 때문에 잠을 자지 않으면 손해다.

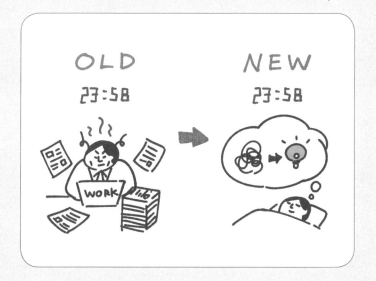

×

8시간은
꼭 자야 한다

O

최적의 수면 시간은
사람마다 다르다

수면 교육을 할 때 나는 항상 "적정 수면 시간은 몇 시간일까요?"라는 질문을 한다. 매번 오지선다형으로 질문을 던지는데 8시간이라고 답하는 사람이 반 이상이다. 실제로 여러 연구에서 자주 나오는 평균치는 7시간에서 7시간 반인데, 아마도 언론의 영향으로 8시간이라고 생각하는 듯하다.

　　하지만 실제로 후생노동성이 권장하는 적절한 수면 시간은 '사람마다 다르다'이다. 이는 후생노동성이 무책임해서가 아니라 연구 조사를 거듭하면서 나온 결론이 '사람마다 다르다'이기 때문이다. 식사량이나 체중 등도 마찬가지다. 기본적으로 인간은 개인차가 있기 때문에 하나의 기준을 적용하기 힘든 것들이 많다. 그래도 기준이 없으면 안 되니까 대략적인 평균치나 안전한 범위를 정해둔다.

　　수면 시간도 처음에는 기준을 정하자는 말이 나왔다고 한다. 하지만 조사를 해보았더니 수면에 아무런 문제가 없는 건강한 사람의 권장 수면 시간이 3시간에서 10시간 이상으로 사람에 따라 7시간 이상 차이가 났다. 이러한 이유로 후생노동성은 권장 수면 시간이나 범위를 정하지 않는 편이 좋겠다고 판단한 것이다.

하지만 사회적으로는 8시간을 적정 수면 시간으로 생각하는 사람이 많아서, 8시간 정도 잠을 자지 못하면 힘들다고 느낀다. 50대의 평균 최적 수면 시간이 6시간이라고 하는데 실제로 수면 지도 현장에서는 7시간밖에 못 자서 힘들다고 말하는 사람을 자주 만난다.

인간은 태어날 때 유전자로 최적의 수면 시간이 어느 정도 결정되어 있는데 그 시간은 나이가 들면서 점점 줄어든다. **최근에는 유전자 연구가 상당히 진전되어 얼마 전까지 20개 정도라고 여겨졌던 수면 관련 유전자가 351개까지 발견되었다. 조금만 더 있으면 대부분 규명될 수 있는 수준에 이르렀다.**

적절한 수면 시간은 계절이나 기온, 일조량에 따라서도 변하고, 그날 몸이나 머리를 얼마나 썼는지에 따라서도 달라진다. 바쁜 시기에는 아드레날린adrenaline이 많이 나와 잠을 짧게 자는 경향이 있다는 사실도 밝혀졌다. 웨어러블 기기의 발달로 가까운 미래에는 누구나 쉽게 자신에게 가장 잘 맞는 수면 시간을 알 수 있게 될 것이다.

무조건 '8시간 수면'이 아니라
자신에게 맞는 최적의 수면 시간을 찾아야 한다

1 ▶   일본 후생노동성이 다양한 조사를 한 결과, 최적의 수면 시간은 개
         개인의 차이가 커서 기준을 만들 수 없었다.

2 ▶   8시간을 못 자서 힘들다는 것은 단순한 착각이다.

3 ▶   유전자 검사나 웨어러블 기기의 발달로 최적의 수면 시간을 알 수
         있게 될 것이다.

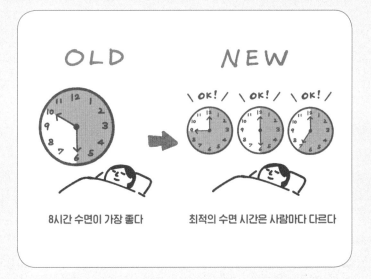

X

자지 않고
노력한다

O

잘 자기 위해
노력한다

일본에는 잠을 줄여가며 일하는 것을 미덕이라고 여기는 문화가 있는 듯하다. 그래도 지금은 밤새워 일했다고 칭찬하는 분위기는 사라졌지만 직장인 수면 상담을 할 때 '밤늦게까지 일해야 해서 잠을 잘 수 없다', '일하고 나서 가사나 육아까지 하면 잠을 4시간밖에 못 잔다' 등의 상담이 가장 많다. 이렇게 말하는 사람들이 바쁜 것은 사실이지만 상담하다 보면 그 이상으로 '수면 시간을 줄여서 일하는 것이 미덕이다'라는 고정관념이 있다고 느껴진다.

일본인은 유전 때문인지 분위기 때문인지 '노력하고 애쓰지 않으면 살아갈 자격이나 가치가 없다'라고 생각하는 사람이 많다. 나도(지금은 많이 나아졌지만) 그런 경향이 강했다. 그때 가장 편한 방법은 **자지 않고 노력하는 것**이다. 하지만 **이 방법은 상당히 위험하다. 실수를 하더라도 '잠도 안 자고 이렇게까지 했는데도 안 된다면 어쩔 수 없지'라고 스스로 위안을 삼는다. 잠을 줄여**

가며 노력했다는 이유로 쉽게 포기하고 개선의 여지를 두지 않는 것이다. 나도 사실은 몇 번 경험했다. **잠도 자지 않고 노력하면 그 자체에 만족하게 되어 목표가 사라지거나 무엇보다 중요한 개선 의욕도 잃게 되고 아이디어도 떠오르지 않는다.**

반면 잘 자기 위해서도 노력이 필요하다. 인간은 기본적으로 쉽게 불안을 느끼고, 쉽게 의욕을 낼 수 있다. 살아남기 위해 도망가거나 싸우게 하는 '교감신경'이라는 스위치가 불과 0.2초 만에 반사적으로 켜지기 때문이다.

이에 반해 숙면할 수 있도록 몸을 이완 상태로 만들어주는 '부교감신경'은 상당히 의식적으로 통제해야 해서 익숙하지 않으면 스위치를 켜는 데에 5분 정도 걸린다. 즉, **숙면을 통해 몸을 이완시키려면 의식적으로 노력해야 한다. 그냥 자연스럽게 되는 일이 아니다.**

일하다가 실수를 하더라도 지금까지 해왔던 대로 잠을 줄여가며 노력할 것인가, 잘 자기 위해 노력해서 높은 성과를 낼 것인가? 무엇을 선택해야 할까?

'자지 않고 노력'하지 말고
'잘 자기 위해 노력'해야 한다

1 ▸ '자지 않고 애쓰는 것'은 노력도 뭣도 아니고 그저 본능적인 행위다.

2 ▸ 자지 않고 노력하면 그 행위 자체에 만족하게 되어 실제 성과는 중요하지 않게 된다.

3 ▸ 몸을 이완시켜 숙면하는 편이 몇 배는 더 어렵고 효율적이다.

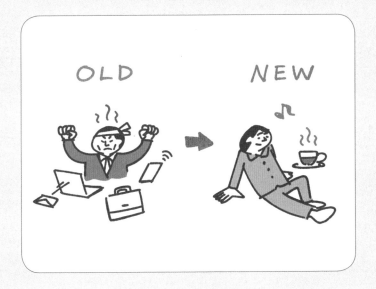

x

밤에
좋아하는 일을 한다

o

아침에
좋아하는 일을 한다

지금은 직장인이 된 어른도 학창 시절 놀고 싶을 때는 보통 밤이나 심야 시간을 활용했으리라 생각한다. 고등학교 시절에는 방에 몰래 숨어서, 대학생 때는 밤늦은 시간까지 친구들과 놀았을 것이다.

직장인이 되어서도 마찬가지다. 자신이 좋아하는 일이나 취미는 밤에 하는 경우가 많다. 왜 밤에 좋아하는 일을 하냐고 물어보면 대부분 "자유롭게 쓸 수 있는 유일한 시간이 밤이니까"라고 답한다. 이어서 그 시간을 충분히 만끽하고 있냐고 질문하면 "사실 밤에는 너무 피곤해서 동영상 시청이나 게임처럼 힘이 들지 않는 일을 주로 하게 돼요. 정말 하고 싶은 독서나 취미 활동은 못 하고 있어요"라고 답하는 사람이 많다.

현대 직장인은 과중한 업무, 넘치는 정보로 인해 밤이 되면 머릿속이 혼란스럽고 매우 지친 상태가 된다. 일단은 '밤에 좋아하는 일을 하는 습관'을 버리고 **일찍 자고 일찍 일어나서 아침에 좋아하는 일을 하는 시간을 만들어보면 어떨까?** 나는 24시간 열려있는 사무실에서 일하고 있는데 이른 아침이 가장 조용하고 일이 잘된다. 최근에는 피트니스 센터나 카페도 이른 아침부터 하는 곳이 많아졌다.

몸도 마음도 지쳐서 좋아하는 일을 해도 집중력이 떨어지는 상황이라면 밤에는 다른 일을 하지 말고 빠른 회복을 위해 숙면에 더 집중하면 좋지 않을까? 아침에 일어났을 때 전날의 피로가 다 풀려 개운한 상태라면 취미 생활도 즐겁게 할 수 있다. 어려운 책도 아침에는 더 집중해서 읽을 수 있다.

패턴을 바꿔 아침 시간에 공부, 게임, 운동 등을 하는 사람은 밤 시간을 이용할 때보다 같은 시간이라도 할 수 있는 일이 많아지고 집중도도 훨씬 올라갔다고 한다. 예전에는 밤이든 아침이든 각각의 장단점이 있었지만 요즘 같은 정보화 사회, 스트레스가 많은 사회에서는 좋아하는 일은 밤이 아니라 아침에 하는 편이 인생을 더 즐겁게 보낼 수 있다.

좋아하는 일은 아침에 하는 습관을 기른다

1 ▶ 많은 사람이 좋아하는 일을 밤에 할 수밖에 없다고 생각한다.

2 ▶ 저녁이 되면 몸과 마음이 모두 지치므로 밤에는 회복에 전념해야
한다.

3 ▶ 밤에 했던 '좋아하는 일'을 아침에 하면 몇 배는 더 즐거워진다.

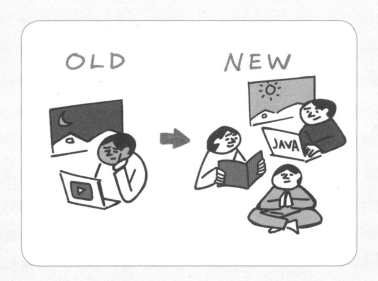

X

일찍 자고
일찍 일어나기

O

일찍 일어나고
일찍 자기

수면에 대해 처음 배운 곳은 일본 수면 교육 기구라는 단체다. 어느 날 상급 수면 지도사 자격증 취득을 위한 수업 중 강사가 수강생들에게 질문을 던졌다.

"일찍 자고 일찍 일어난다는 말에 대해 어떻게 생각하나요?"

그때 한 명의 수강생이 "멋진 말이라고 생각합니다. 이것을 저희가 널리 퍼뜨리는 역할을 해야겠지요"라며 우등생 같은 대답을 했다. 칭찬받을 만한 대답을 했다고 생각한 순간, 강사는 **"일찍 자고 일찍 일어나야 한다는 말 때문에 사람들이 모두 수면 개선에 실패하는 거예요!"**라며 다소 강한 어조로 말했다.

무슨 소리인지 몰라서 모두가 당황하고 있었는데 그때 강사가 "여러분은 평소보다 2시간 빨리 잠들 수 있나요?"라며 다시 질문을 던졌다. 그리고 이번에는 답변을 기다리지 않고 바로 다음과 같이 힘주어 말했다.

"원래 사람은 잠자기 2~3시간 전에 정신이 맑아집니다. 그래서 인간은 빨리 잠드는 일이 기본적으로 불가능합니다. 그 대신 빨리 일어나는 일은 노력으로 가능하지요. 수면 패턴을 바꿔서 일찍 자고 일찍 일어나고 싶다면 우선 일찍 일어나야 합니다. 그래서 우리는 '일찍 자고 일찍 일어난다'라는 말을 '일찍 일어나고 일찍 잔다'로 바꾸기 위해 매일 밤 노력하는 것입니다."

그 이후 이렇게 말하는 사람을 만난 적이 없으니 아직 널리 퍼진 말은 아닌 것 같다. 그러나 실제로 수면 교육 현장에서 일찍 자려고만 하다가 실패하는 사람을 많이 만난 걸 떠올리면 수긍이 가는 말이다.

확실하게 아침에 일찍 일어나는 방법은 일어나는 시간을 30분 앞당기는 것이다. 이 방법을 사용하면 90% 이상의 사람들이 성공한다. 생체시계가 맞춰지는 데에는 1~2주 정도 시간이 걸리기 때문에 완전히 익숙해지면 또 30분을 앞당긴다. 천천히 진행할 여유가 없다면 2시간까지는 성공률이 70%를 넘으니 도전해봐도 좋다. 다만, 시작하고 3주 정도는 아침에 컨디션이 안 좋거나 낮에 갑자기 졸음이 몰려와서 큰 사고나 실수로 이어질 수 있으므로 충분히 주의하면서 수면 패턴을 바꿔야 한다.

'일찍 자기'가 아니라 '일찍 일어나기'를 하자

1 ▶ 인간이 평소보다 이른 시각에 잠들기는 생물학적으로 어렵다.

2 ▶ 일찍 자고 일찍 일어나려면 우선은 '일찍 일어나는 것'부터 시작해야 한다.

3 ▶ 일어나는 시간을 30분 정도 앞당기는 일은 대부분 성공하고 금방 익숙해진다.

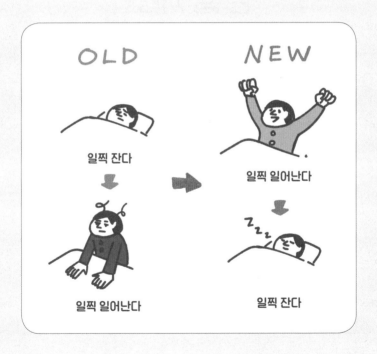

x

잠을 깨고
일어난다

o

일어나서
잠을 깬다

어릴 때라면 소풍날 아침, 어른이 되고 나서는 골프나 여행가는 날 아침에 눈이 번쩍 뜨여 단박에 이불을 박차고 일어났던 경험이 누구나 있을 것이다. 많은 사람이 이처럼 들뜬 마음으로 일어났을 때 아침에 개운하게 눈이 잘 떠졌다고 생각한다. 그런데 1년에 한 번 정도 있을 법한 일을 기준으로 삼으면 99%의 사람이 매일 아침에 개운하게 일어나지 못하는 셈이 된다.

실제로 아침에 잘 일어나지 못하는 사람들에게 물어보면 '충분히 잘 일어날 수 있을 때까지 조금 더 자거나 이불 속에서 뒤척거리다가 일어난다'라고 말했다. **일어날 수 있을 때까지 기다렸다가 일어나는 것이다. 여기서 중요한 요소는 체온과 스트레스 호르몬인 코르티솔**cortisol* **수치의 상승이다.**

많은 사람은 이 두 가지 수치가 상승하기를 기다린 뒤 일어

---

* 콩팥의 부신 피질에서 분비되는 호르몬. 외부 스트레스에 저항하고 체내 에너지를 만들어내는 데 관여한다.

난다. 물론 아침형이냐 저녁형이냐에 따라 상승 리듬이 다르지만 어떤 유형이든 이불 속에 있으면 체온과 호르몬 수치가 좀처럼 올라가지 않기 때문에 계속해서 각성이 늦어진다.

한편, 아침에 잘 일어나는 사람들은 체온과 호르몬이 상승하지 않더라도 일단 몸을 일으켜서 햇볕을 쬐거나 물을 마시며 스스로 체온과 호르몬 수치를 올린다. 그 결과 일어나자마자 각성 상태를 만들 수 있게 된다.

이를 반복하면 조금씩 체온과 호르몬 수치가 상승하는 속도가 빨라지고 아침에 개운하게 일어날 수 있는 체질로 변한다. **'잠이 깼으니까 일어난다'가 아니라 '일어나고 나서 잠을 깬다'로 생각을 바꾸고 실행에 옮긴다.** 이러면 잠을 깨기까지의 시간이 크게 단축되어 아침부터 활동적으로 움직일 수 있다.

간혹 저혈압이라서 아침에 잘 못 일어난다고 말하는 사람들이 있는데 이 둘은 그다지 관련이 없다는 사실이 밝혀졌다. 몸도 뇌도 그런 생각에 이미 익숙해져 보통 사람보다 시간이 조금 더 걸리겠지만, 이 방법을 실천하면 아침에 빠르게 잠을 깨고 상쾌하게 하루를 시작할 수 있다. 게다가 하루에 **평균적으로 28분의 시간**을 더 활용할 수 있다는 사실이 우리가 실시한 조사를 통해 확인되었다. '일찍 일어나는 새가 벌레를 잡는다'라는 말은 바로 이를 두고 하는 말이 아닐까.

우선 몸을 일으켜 잠을 깨우면
개운하게 하루를 시작할 수 있다

1 ▸ 아침에 개운하게 잠에서 깨고 일어나자마자 활동할 수 있는 사람은
많지 않다.

2 ▸ 이불 속에서 체온과 호르몬 수치를 상승시키려고 하지 말고 일어나
활동하면서 스스로 올려야 한다.

3 ▸ 일어나서 잠을 깨우는 방법으로 바꾸면 하루에 약 30분의 여유 시
간이 생긴다.

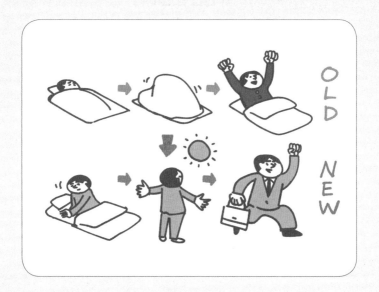

X

자신을 위해
숙면한다

O

주변 사람을 위해
숙면한다

정말 심각한 수준인 경우를 제외하고 대부분의 사람은 수면이 부족한 상태인데도 개선하려고 하지 않는 경우가 많다. 비슷한 경우가 BMI나 허리둘레, 혈압 등이 높은 대사증후군 환자들의 사례다.

교토대학교가 실시한 대규모 조사에 따르면 꽤 위험한 상태의 사람들도 일본 전국에서 600억 엔을 들여 실시하고 있는 특정 보건 지도를 받고도 행동, 수치가 모두 개선되지 않았다는 사실이 밝혀졌다. **이를 통해 인간은 상당히 위험한 상태라는 사실을 자각하면서도, 또 앞으로 어떤 리스크가 있는지 알면서도, 개선 방법을 알고도 행동으로 옮기지 않는다는 사실을 알 수 있다.**

하지만 내가 기업에 가서 세미나를 하면 억지로 불려 온 수면 부족 참석자의 90% 이상이 결국 수면 개선을 위해 자신의 행동을 바꾼다. 그리고 한 달 동안 실시하는 개선 프로그램에 70% 이상이 자발적으로 참가한다. 이유가 무엇일까?

수면 부족으로 주변에 얼마나 큰 피해를 주고 있는지, 숙면이 주변 사람들에게 얼마나 좋은 영향을 끼치는지가 머릿속에 그려지도록 설명하기 때문이다. 이는 어쩌면 일본인의 특성일지 모르지만 '**주변에 민폐를 끼치고 싶지 않다**', '**주변 사람들에게 보탬이 되고 싶다**'라고 생각하는 사람이 많다 보니 이러한 설명이 효과가 있는 것이다.

아이를 키우면서 일하는 사람의 수면 개선은 상당히 어렵고 힘들지만, 수면 개선이 아이들의 수면이나 성장에 바람직한 영향을 주고 자신의 스트레스도 줄어 가족 전체에 긍정적인 영향을 미친다는 데이터를 보여주면 대부분 성공한다. 부하 직원이 있는 사람은 자신의 수면 상태가 좋지 않으면 부하 직원의 건강 상태에도 악영향을 준다는 사실을 깨닫게 되면 수면을 개선하기 위해 노력한다.

실제로 숙면을 한 후 '가족 관계가 좋아졌다', '회사에서 인간관계가 좋아졌다'와 같이 인간관계가 개선되었다는 반응이 항상 상위를 차지한다.

당신의 숙면이 당신의 주변을 바꾼다

1 ▶ 건강이나 수면 상태가 좋지 않더라도 자신을 위해 수면 부족을 개선하려는 사람은 드물다.

2 ▶ 자신을 위해서가 아니라 주변을 위해서 최선을 다해 고쳐보려고 하는 사람이 많다.

3 ▶ 실제로 수면 문제를 개선한 후 '인간관계가 좋아졌다'라고 답하는 사람이 많다.

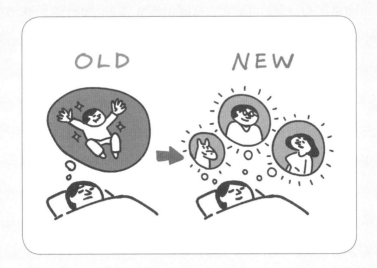

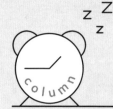

수면 개선을 위한
마우스피스 이야기

수면무호흡증후군(252쪽 참조) 치료를 할 때 가장 먼저 거론되는 것이 코골이 무호흡 치료 양압기(CPAP, 자는 동안 무호흡 상태가 되지 않도록 강제로 코와 입을 통해 공기를 불어 넣는 기구로 양압지속유지기라고도 함)다.

이 양압기는 매우 예외적인 얼굴 형태거나 기기 사용에 불편함을 느끼는 사람이 아니라면 아주 효과적인 방법이다. 양압기를 착용하는 데 문제가 없다면 거의 100%의 확률로 수면무호흡증후군이 개선되기 때문이다. 대신 이 양압기는 출장이나 여행 갈 때도 가지고 다녀야 한다. 또, 정기적으로 병원에 가야 하고 지속적으로 비용(한국의 경우 기간에 따라 15,200원~38,000원선. 감수자 주)이 드는 등 효과 이외에 단점도 많다. 다만, 다른 수면무호흡증후군 치료법과 비교하면 거의 모든 사람에게 눈에 띄는 효과가 나타나기 때문에 지금까지는 최선의 치료법으로 여겨졌다.

그런데 얼마 전 수면학회에서 '마우스피스'로도 양압기와 유사한 효과를 낼 수 있다는 말이 나왔다. 물론 아직 개선 효과는 양압기보다 떨어지지만 지속률이 높기 때문에 효과나 지속률을 둘 다 고려한다면 양압기와 견줄 수 있을 만한 수준이라는 말이다. 나도 수년 전에 마우스피스를 사용하면서 수면 중 무호흡 횟수가 반으로 줄어든 경험을 했고, 클라이언트 중에도 마우스피스로 수면무호흡증후군을 개선한 사례가 늘어나고 있어 앞으로는 치료의 표준이 될 수도 있다.

하지만 단점도 있다. 수면무호흡증후군 치료에 도움이 되는 마우스피스를 만드는 치과가 많지 않다는 점이다. 아직 일반 치과에서는 대응이 어려운 상황이므로 전문 병원을 찾아가 상담하는 것을 추천한다. (여기서 말하는 마우스피스는 수면호흡장애용으로, 흔히 알고있는 이갈이 마우스피스와 다르다. 양압기보다 착용이 간편하고 휴대가 편리한 것에 비해 가격이 비싸고 중증 수면호흡장애에는 치료 효과가 낮다. 국내에는 대학 병원과 몇몇 개인 치과 외에는 취급하는 곳이 거의 없다. 감수자 주)

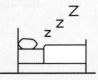

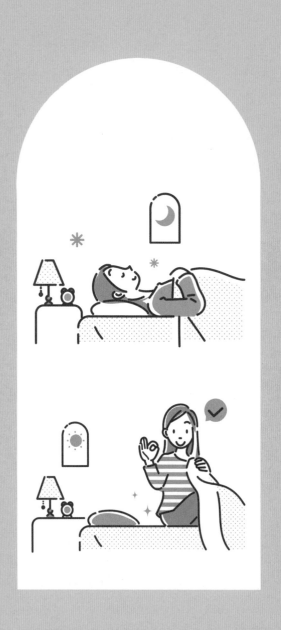

제4장

DAY(아침) : 아침을 지배하는 자가 숙면을 지배한다

잠을 깰 때는
아침 햇살 대신
조명을 활용하자

아침 햇살을 받으면 잠을 빨리 깰 수 있다는 말을 들어본 적이 있는가. 물론 이 방법이 가장 효과적이지만 실제로 수면 개선을 할 때 활용하기에는 몇 가지 문제점이 있다. 계절이나 날씨에 따라 태양 빛의 세기나 일조 시간이 다르기 때문이다. 해가 늦게 뜨는 겨울에는 늦게 일어나게 되고 비가 오는 날에도 몸을 일으키기가 쉽지 않다.

겨울에는 아침 햇살을 받기 위해 커튼을 여는 것조차 힘들어하는 사람도 많다. 아침에 잘 일어나기 위해 커튼을 열어놓은 채로 자는 사람도 있지만 그렇게 하면 잠을 잘 때 밖에서 빛이 들어오기 때문에 수면의 질이 떨어진다.

그렇다면 어떻게 해야 할까? 바로 조명을 활용하는 것이다.

도야마대학교에서 실시한 실험에 따르면 강한 조명 빛으로 일어난 아이는 조명을 사용하지 않은 아이보다 훨씬 더 아침에 잘 일어났다고 한다. 깨우지 않아도 스스로 일어나거나 오전에 기분이 좋은 등 긍정적인 면이 많았다.

아침에 잠에서 깨기 위해 사용하는 조명은 잘 때와 반대로 '하얗고 강한 빛'이 효과적이다. 최근에는 빛의 밝기와 색을 **조절할 수 있고 타이머 설정이 되는 조명**을 쉽게 구입할 수 있으니 사용해 보길 추천한다. **빛으로 잠을 깨우는 '빛 알람 시계'도 효과가 좋다.** 대신 방의 조명과 비슷한 정도의 밝기여야 효과가 있다.

마지막으로 추천하는 것은 **자동으로 커튼을 여닫는 장치다.** 드물지만 꼭 햇살을 받으며 일어나고 싶어 하는 사람이 있는데 그런 분에게 추천하는 상품으로 커튼에 직접 설치할 수 있다. 실제로 사용하는 사람을 많이 보지는 못했지만 대부분 만족도가 높았다.

잠을 깰 때는 조명을 적극적으로 활용한다

1 ▸ 아침에 햇빛을 받으며 일어나는 것이 가장 효과적이지만 문제점도 많다.

2 ▸ 적당한 밝기의 조명으로 일어나는 것이 확실한 선택이다.

3 ▸ 꼭 아침 햇살을 받으며 일어나고 싶다면 자동 커튼을 활용한다.

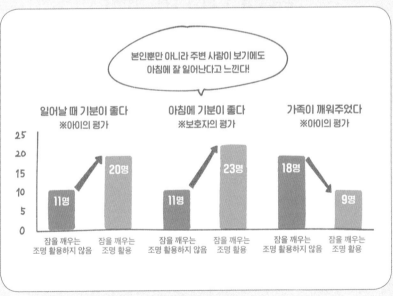

출처: 도야마대학교와 파나소닉의 공동 조사(2016)

아침에 일어나는 것은 '혈압'이 아니라 '체온'으로 결정된다

많은 사람이 '저혈압인 사람은 아침에 잘 못 일어난다'라고 생각한다. 사실 나도 그랬다. 수면에 대해 본격적으로 배우기 시작한 첫날, 저혈압과 아침에 잘 일어나지 못하는 것과는 관련이 없다는 말을 듣고 엄청나게 놀랐던 기억이 난다. 저혈압 때문에 아침에 잘 일어나지 못한다고 말하는 사람을 지금까지 여러 명 만났기 때문이다. 하지만 이 수업을 하던 강사는 의사이고 수면의 권위자였기 때문에 신뢰할 수밖에 없었다 (나중에 따로 알아봤는데 역시 절대적이지는 않지만 그 설이 유력하다고 한다).

그렇다면 대체 무엇이 잠을 깨는 것과 연관이 있을까? 그것은 바로 **체온**이다. 103쪽의 그래프를 보면 심부 체온과 각성 정도는 거의 같은 곡선을 그린다. **인간의 체온은 아침이 되면 자연스럽게 올라가는데 그 상승 방식이 아침 기상에 영향을 준다.**

혈압이 낮은 사람이라도 체온이 올라가면 아침에 빨리 잠을 깰 수 있다. 이 사실을 모르면 혈압이 낮다는 이유로 천천히 일어나고 몸을 많이 움직이지 않기 때문에 더 잠에서 깨지 못하는 악순환에 빠진다. 그럼 이제 체온을 빨리 올려 잠에서 깨야겠다고 생각할 수도 있다. 물론 아침부터 걷거나 청소를 하면 체온이 올라가겠지만 갑자기 그렇게 하려면 엄두가 안 나기 때문에 실패할 가능성이 크다.

체온을 높이는 가장 확실한 방법은 우선 실내 온도를 높이는 것이다. 여름이라면 아침에는 에어컨을 켜지 않도록 하고 겨울이라면 난방을 켠다. 상황이 허락한다면 아침에 일어나서 따뜻한 물로 샤워를 하는 것도 좋다.

마지막으로는 **'따뜻한 물 마시기'**다. 위에 음식물이 들어가면 우선 위가 움직이고 순차적으로 장도 움직이기 시작해 체온이 올라간다. 남성이나 위가 건강한 사람은 상온의 물을 마셔도 체온이 올라가지만 그렇지 않은 사람은 따뜻한 물을 마셔야 몸이 차가워지지 않고 확실하게 체온이 올라가 기분 좋게 잠에서 깰 수 있다.

체온을 높여 잠을 깨는 비결

1 ▸ "저혈압이라 아침에 잘 못 일어난다"는 잘못된 상식이다.

2 ▸ 아침에 일어나는 것은 체온과 관련이 있다.

3 ▸ 몸을 움직여 체온을 높이는 방법이 가장 좋지만 샤워를 하거나 따뜻한 물을 마셔도 된다.

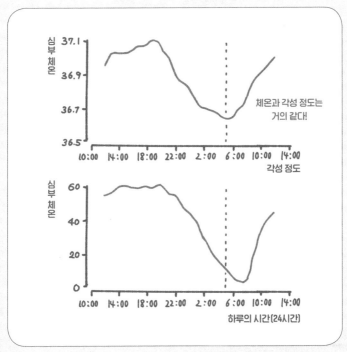

출처: 영국 서리대학교의 연구 결과 〈Human Circadian rhythms〉 Annuals of Clinical Biochemistry 43 수록(2006)

알람 시계

활용법에 따라
하루의 **능률**이 바뀐다

아침에 큰 알람 소리를 들으며 힘들게 몸을 일으킬 때마다 '조금 더 기분 좋게 일어날 수는 없을까?'라고 생각했던 경험이 있을 것이다. 큰 알람 소리를 들으며 일어나면 잠에서 깰 때 자연스럽게 분비되는 스트레스 호르몬이 평소보다 더 많이 분비된다. 그렇게 되면 아침부터 몸에 큰 부담이 가고 그날 하루의 컨디션은 엉망이 된다. 그렇다고 소리를 줄이거나 기분이 좋아지는 자연의 소리를 알람으로 설정하면 잠에서 깰 수 있을 정도의 스트레스 호르몬이 나오지 않기 때문에 그렇게 할 수도 없다.

이 문제를 해결할 수 있는 두 가지 방법이 있다.

첫 번째는 알람 소리를 빠른 템포의 음악으로 바꾸는 것이다. 이 방법을 이미 활용하고 있는 사람도 많겠지만 일반적인 알람 소리보다 스트레스가 적고 자연스럽게 눈을 뜰 수 있기 때문에 매우 간편하고 효과를 기대할 수 있는 방법이다.

두 번째 해결책은 일본에서 가장 유명한 수면 전문가로《스탠퍼드식 최고의 수면법》(북라이프, 2017)의 저자인 니시노 세이지 교수가 추천하는 '2단계 알람법'이다. 2단계 알람법은 말 그대로 두 개의 알람을 활용하는 방법으로, 1단계는 일어나야 하는 시간보다 20분 빨리 울리도록 알람(음악으로 설정하는 편이 좋다) 소리를 작게 맞춰둔다. 일단 작은 음악 소리에 반응해 렘수면(REM수면) 또는 얕은 논렘수면(Non-REM수면) 상태로 바뀌고 쉽게 일어날 수 있는 환경이 갖추어진다. 2단계는 원래 일어나는 시간에 잠이 깰만큼 시끄러운 알람(또는 음악)이 울리도록 한다. 이렇게 하면 개운하게 금방 일어날 수 있다.

실제 이 방법을 사용하고 빨리 일어나게 되었다는 고객들의 의견이 많다. 예전에 유행하던 얕은 수면 상태일 때 잠을 깨워주는 앱은 크게 쓸모가 없다는 평가가 많았기 때문에 이 2단계 알람법도 과연 효과가 있을까 반신반의했다. 하지만 실천해본 대부분의 사람들이 더 잘 일어난다고 평가한 것을 보면 실제로 개선 효과가 있는 방법이라고 할 수 있다.

알람시계 활용법

1 ▶ 알람 소리가 지나치게 크면 스트레스 호르몬이 많이 분비되어 아침부터 몸에 부담이 커진다.

2 ▶ 일반적인 알람 소리보다 빠른 템포의 음악으로 설정하면 더 빨리 잠에서 깰 수 있다.

3 ▶ 일어나야 하는 시각보다 20분 전에 작은 소리로 알람이 울리도록 맞춰두면 제시간에 일어나기 쉽다.

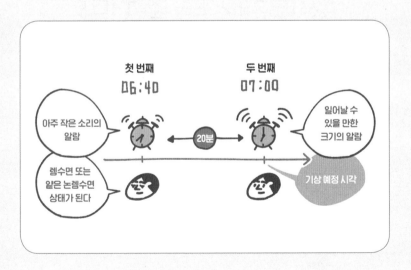

아침에 **일어났다가**
다시 잠들면
스트레스는 줄지만
호르몬 균형이
무너진다

수면 개선을 돕는 일을 하다 보면 **'아침에 일어났다가 다시 잠들 때 느끼는 행복감을 포기하고 싶지 않다'**라고 말하는 사람이 많다. 직장인 6,000명 이상을 대상으로 실시한 설문조사에서도 '알람이 처음 울릴 때는 잘 일어나지 못한다'라고 대답한 사람이 62%나 있었다.

일어났다가 다시 잠들 때 행복하다고 느끼는 사람이 정말 많다. 실제로 이때 행복을 느끼게 하는 베타 엔도르핀β-endorphin이라는 호르몬이 분비되어 강한 행복감을 느끼게 되며 스트레스로 지친 마음을 치유하는 효과가 있다는 사실이 밝혀졌다.

스트레스가 많을 때는 뇌파 중에 베타파가 늘어나 심리적으로 불안정해지기 쉽지만 이때는 알파파가 분비되기 때문에 마음이 안정되는 효과도 있다. 충분히 잠을 잤는데도 더 자고 싶다는 욕구가 강할 때는 평소보다 스트레스가 많아 본능적으로 치유가 필요하다고 느끼기 때문일 가능성이 크다.

그렇지만 **깨어났다가 다시 잠드는 행위에는 사실 단점이 더 많다.** 생활 리듬이 무너지고 호르몬 균형이 깨져서 정신적으로 침울해질 수 있고 질병 위험성까지 높아진다. 여기서 이러한 단점을 막을 수 있는 힌트를 소개한다.

가장 중요한 것은 자다 깨는 일을 서너 번 반복해서는 안 된다는 점이다. 여러 번 반복하면 호르몬이 비정상적으로 분비되기 때문이다. **다음으로는 일단 커튼을 여는 등 서서히 잠을 깨워야 한다.** 이렇게만 해도 다시 잠들었을 때 생기는 악영향을 크게 줄일 수 있다. 마지막으로 신경 써야 할 점은 쉽지는 않겠지만 **일어났다가 다시 자는 시간이 5분을 넘기지 않는 것이다. 아무리 길어도 20분 이내여야 한다.** 20분이 넘으면 호르몬 분비가 심하게 불균형해지고 계속해서 자다 깼다를 무한 반복하는 악순환에 빠진다.

행복을 느끼면서 상쾌한 기분으로 잠에서 깬다면 하루를 최고의 기분으로 시작할 수 있으니, 이 힌트를 꼭 기억하고 실천하길 바란다.

한 번 일어났다가 다시 잠드는 것에는 장단점이 있다

1 ▸ 한 번 일어났다가 다시 잠들 때 베타 엔도르핀과 알파파가 나오는
등 장점도 많다.

2 ▸ 다만 기본적으로는 생활 리듬이나 호르몬 균형이 깨질 수 있다.

3 ▸ 한 번 일어났다가 다시 잠드는 것은 한 번만, 시간은 최대 20분을
넘지 않는다.

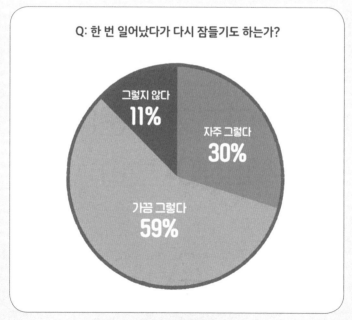

Q: 한 번 일어났다가 다시 잠들기도 하는가?

그렇지 않다 **11%**

자주 그렇다 **30%**

가끔 그렇다 **59%**

출처: 9,044명 대상 일본 웨더뉴스 조사(2019)

일어나자마자
커피를 마시면
스트레스 저항력이
낮아지기 때문에
피해야 한다

아침에 커피를 마시면 카페인의 효과로 아침부터 힘이 난
다. 그래서 많은 직장인이 아침에 커피를 찾는다.

얼마 전까지 세계보건기구WHO에서 "커피는 암을 유발한
다"라고 지적했는데 자세히 조사해 보니 오히려 **'커피는 몸에
좋다'**라는 사실이 밝혀져 2016년에 내용이 정정되었다. 여기
서 오해하지 않았으면 하는 부분이 커피가 몸에 좋은 것이지
카페인이 좋은 것은 아니라는 사실이다. 커피에는 몸에 좋은
폴리페놀, 클로로겐산이 포함되어 있어 카페인의 이점은 취
하고 단점은 상쇄시켜 준다. **최근에는 하루 4잔 이하로 마시는 커
피는 다양한 질병의 위험성을 낮추는 '슈퍼 드링크'라는 사실이 신뢰
할 수 있는 기관을 통해 발표되었다. 안심하고 마셔도 된다.**

커피의 효과는 이 정도로만 말하고 이번 글의 주제인 모닝
커피 이야기로 넘어가자. **잠에서 깨면 스트레스에 저항하거나 체**

내에서 에너지를 만드는 코르티솔이라는 호르몬이 분비된다. 1시간 정도 수치가 꾸준히 상승해 절정에 달하면 그 이후에는 하향 곡선을 그린다. 이는 자신이 처한 상황에 제대로 대처할 수 있도록 인간이 본래 가지고 있는 기능이다. 커피를 마시면 잠이 깨는 이유는 이 코르티솔을 활성화하는 효과가 있기 때문이다. 여기까지 이야기하면 아침에 일어나자마자 마시는 커피가 잠을 깨우는 데에 효과가 있는 것처럼 느껴진다.

하지만 **습관적으로 매일 마시면 자발적으로 코르티솔을 분비하는 능력이 떨어진다. 아침에 커피를 마시기 가장 좋은 시간은 일어나서 1시간 이후, 코르티솔 분비가 줄어드는 타이밍이다.** 업무 준비를 시작할 때 마시면 오전에 각성 효과가 이어진다. 또 추천하는 시간대는 점심 식사 후 졸리기 시작하는 오후 2시부터 4시, 각성 효과가 떨어지는 시간대이다. 카페인 효과는 6~8시간 지속하기 때문에 저녁 이후에는 수면의 질을 떨어뜨릴 수 있으니 가능하면 피하는 편이 좋다(다만 경증 이상의 수면장애를 겪고 있다면 커피를 비롯한 카페인 음료를 마시지 않는 것이 좋다. 또한 체내 대사는 사람마다 차이가 있으므로 안전하게 취침 8~10시간 전부터 커피를 마시지 않는 것을 추천한다. 디카페인 커피에도 소량의 카페인이 포함되기 때문에 주의한다. 감수자 주).

잠을 깨는 데에 커피를 효과적으로
이용하기 위한 세 가지 포인트

1 ▸ 커피는 아침에 일어나서 1시간 이후에 마신다.

2 ▸ 점심 식사 후 졸음이 밀려오는 오후 시간에 커피를 마신다.

3 ▸ 오후에는 디카페인 커피를 마시고, 저녁 이후에는 되도록 커피
를 삼간다.

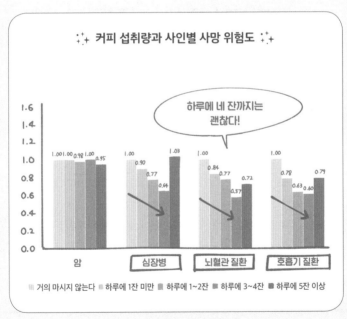

출처: 일본 국립 암 연구 센터(2015)

아침 식사를
챙겨 먹는 것도
거르는 것도
정답은 아니다

아침부터 활기차게 활동하기 위해 아침 메뉴로 무엇을 먹고 있는가? 그런데 과연 아침을 먹는 것이 좋을까? 청소년기에는 아침을 거르지 않는 편이 성적이나 활동에 도움이 된다는 사실이 많은 연구를 통해 밝혀졌다. 하지만 더 이상 성장이 필요 없는 성인에게는 아침 식사가 필수적인 것은 아니다.

적정 체중보다 많이 나가거나, 밤늦게 식사를 하거나, 잦은 술자리로 칼로리가 높은 음식을 많이 섭취하는 남성은 아침 식사를 하지 않는 편이 낫다. 이런 사람들은 전날의 식사로 만들어진 에너지가 아침에 일어났을 때 바로 쓸 수 있는 상태가 되기 때문에 아침을 먹을 필요가 없다. 오히려 아침을 먹으면 과잉 섭취가 되어 좋지 않다.

이러한 경우를 제외하면 대부분은 아침을 먹는 편이 잠에서 빨리 깨고 오전 중의 능률을 올릴 수 있다. 그런데 아침 먹기를 귀찮아하는 여성들이 많다. 여성은 남성보다 근육량이 적고 체온이 느리게 올라가기 때문에 남성에 비해 아침부터 밥이 잘 넘어가지 않는다. 이럴 때는 위장에 부담이 적은 과일이나 채소 수프 등을 먹으면 넘기기도 수월하고 에너지도 얻을 수 있다. **아침에 단백질이 들어간 메뉴를 먹으면 오전에 집중력이 높아진다고 한다.** 반대로 달콤한 빵 등 혈당을 빠르게 올리는 음식을 먹으면 갑자기 혈당이 높아져 졸리기 때문에 달콤한 빵만으로 아침을 해결하지는 말아야 한다.

최근에는 시간 영양학이라는 분야의 연구를 통해 아침 식사를 하면 생체시계의 전원이 켜진다는 사실이 증명되고 있다. 그러니까 앞서 말했던 과체중인 남성 이외에는 아침을 먹는 편이 좋다.

가장 좋은 아침 식사의 3가지 포인트

1 ▶ 저녁을 많이 먹거나 과체중인 사람은 아침 식사가 불필요하다.

2 ▶ 아침에 음식이 잘 넘어가지 않는다면 과일이나 채소 수프만 먹어도 충분하다.

3 ▶ 아침에는 되도록 단백질을 섭취한다.

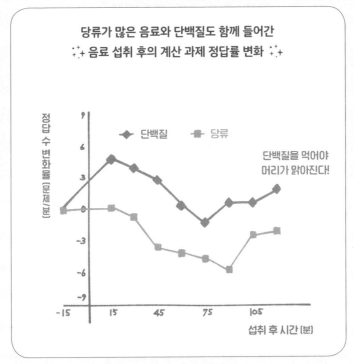

당류가 많은 음료와 단백질도 함께 들어간
✧ 음료 섭취 후의 계산 과제 정답률 변화 ✧

단백질을 먹어야 머리가 맑아진다!

출처: Saito et al. Nutrients 10, 574(2018)

하루 중 **스트레스**에
가장 **강한 시간**은
아침에 일어나서
1시간 후다

아마도 많은 사람이 체감상 '아침에는 심리적으로 불안정하다'라고 생각한다. 물론 아직 체온이 충분히 올라가지 않아 뇌도 장기도 온전히 제 기능을 발휘하지 못하기 때문에 당연히 그렇게 느낄 수 있다.

그런데 스트레스에 대처하기 위해 분비되는 호르몬인 코르티솔은 일어나서 1시간 후에 가장 많이 분비된다. 즉 인간은 아침에 스트레스를 이겨내는 힘이 가장 강하다. 하지만 실제로는 어떤가. 대부분의 사람은 아침에 일어나 하루가 시작됨과 동시에 다양한 정보를 접한다. SNS, 메일, 뉴스, 업무 관련 대화방 등 맑은 뇌 속에 갑작스럽게 들어온 정보는 무의식중에 스트레스를 준다. 출퇴근을 하는 회사원이라면 만원 전철 속에서 스트레스에 견디는 힘을 대부분 다 사용해버린다(참고로 만원 전철을 타는 사람이 전투기 조종사보다 더 많은 스트레스를 받는다는 연구 결과도 있다).

몸이 아직 다 깨지 않았다는 사실이나 스트레스 내성을 고려했을 때 **아침 시간을 활용하는 가장 좋은 방법은 가벼운 운동을 한 후에 가장 어려운 일을 오전에 하는 것**이다. 특히 재택근무를 하는 직장인이라면 스트레스에 가장 강한 오전 시간을 허투루 쓰지 말고 실력 발휘를 해야 하는 일에 쓰는 편이 좋다. 출근하는 사람이라고 하더라도 가능한 한 이 사실을 염두에 두고 최대한 쓸데없는 스트레스를 피하길 바란다. 그렇게 아낀 에너지를 가족이나 일에 써야 하지 않겠는가.

자신이 스트레스를 느끼지 않는(오히려 기분이 좋아지는) 청소와 같은 가벼운 일을 하며 체온을 올린 후 몸과 마음이 충전된 상태에서 도전적인 일을 하는 것이 가장 좋다. SNS나 메일 등의 정보는 스트레스로 작용하기 때문에 아침에 가장 중요한 일을 마치고 나서 확인하기를 추천한다.

스트레스에 강한 아침 시간을 활용하는 3가지 포인트

1 ▶ 아침에 스트레스 내성이 가장 좋다는 점을 기억한다.

2 ▶ 아침에 불필요한 스트레스를 받아 스트레스를 견뎌내는 에너지를
      소모하지 않는다.

3 ▶ 우선 몸을 가볍게 움직인 후 가장 중요한 일을 한다.

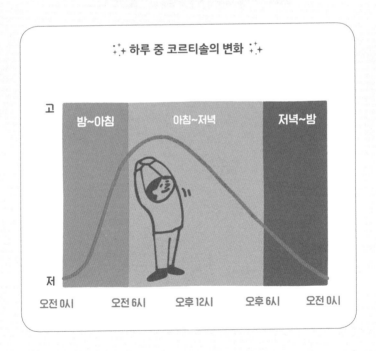

∵⁺ 하루 중 코르티솔의 변화 ∵⁺

고	밤~아침	아침~저녁	저녁~밤
저			
	오전 0시	오전 6시 · 오후 12시 · 오후 6시	오전 0시

행복해지는 일은
아침에 하는
습관을 들이자

아침부터 행복해지는 습관을 생활화할 수 있다면 가장 이상적으로 하루를 시작할 수 있다. 어떻게 하면 아침부터 행복해질 수 있을까? 미국의 대규모 조사를 통해 **'아침에 일어나서 침구를 정리하는 습관'**은 행복과 가장 관련성이 높은 습관이라는 사실이 밝혀졌다.

하지만 내가 지금까지 일본 직장인 만 명을 대상으로 "어떤 습관으로 아침에 하루를 시작하면 가장 행복감이 커지나요?" 라고 물었을 때 '침구 정리'라고 대답한 사람은 거의 없었다. **그렇다면 일본 직장인은 어떤 습관으로 하루를 시작할 때 행복감을 느낄까? 가장 많았던 답변은 바로 '취미'였다.**

사실 나도 아침에 일어나자마자 업무와 관계없이 좋아하는 책을 읽을 때 행복하다고 느낀다. 아침에 일어났을 때만큼은 자신에게 주는 선물처럼 무슨 책을 읽어도 괜찮다고 스스로 규칙을 정했다. 그렇게 하니 집중도 상당히 잘 되고 상상력도 마음껏 발휘할 수 있어서 개인적인 일뿐만 아니라 이후 업무를 할 때도 긍정적인 영향을 준다.

다음으로 많았던 답변이 **'기분이 좋아지는 집안일'**이다. 여기서 포인트는 '기분이 좋아지는'이다. 아침에 명상(마인드풀니스)을 하면 머리가 맑아지고 행복도가 높아진다는 사실은 잘 알려져 있다. 하지만 현실에서 아침부터 명상을 할 수 있는 환경이나 마음의 여유를 가진 사람은 몇 없다.

그런데 자신이 편안하다고 느끼는 집안일은 명상과 거의 비슷한 효과가 있다고 한다. 명상에 들기 쉬운 집안일에는 '걸레질', '빨래 개기', '설거지'가 있다. 요리를 잘하는 사람이라면 요리할 때도 마인드풀니스 효과가 있다.

여기서 한 가지를 더 신경 쓴다면 한층 마음을 안정시킬 수 있다. 바로 **'집안일에 집중하는 것'**. 플로리다주립대학교가 실시한 연구에 따르면 설거지를 할 때 집중한 그룹은 스트레스가 27% 줄고 영감을 얻는 효과가 25% 상승해 거의 명상과 비슷한 효과가 있다는 결과가 나왔다. 특히 남성은 집안일에 집중하기 쉬운 환경인 경우가 많고 집안일을 하면 가족들이 기뻐할 테니 아침 습관으로 강력하게 추천한다.

아침에 하면 행복해지는 습관을 만들자

1 ▸ 아침에 '침구를 정리하는 습관'이 행복을 느끼게 해준다고 하지만 실제로 행복감을 느끼는 사람이 많지 않다.

2 ▸ 아침에 짧게라도 취미 생활을 할 때 가장 행복하다고 느낀다.

3 ▸ 자신이 부담 없이 편하게 할 수 있는 집안일에는 명상과 비슷한 효과가 있다.

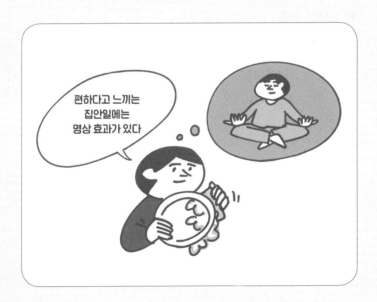

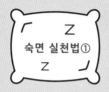

잠이 완전히 깨지 않아도 일어날 수 있는 '스르륵 기상법'

제4장에서는 아침에 개운하게 눈 뜨고 활기차게 하루를 보내기 위한 숙면 기술을 소개했다.

"그래도 아침에 상쾌한 기분으로 일어나기 힘들어요."

이런 독자들에게 도움이 될 만한 기상법이 있다. 바로 '스르륵 기상법'이다.

몸 전체(특히 복근)를 사용해서 힘주어 한 번에 일어나는 것이 아니라 최소한의 힘으로 근력을 사용하지 않고 말 그대로 '스르륵'하고 일어나는 방법이다.

아침에 이불 속에서 수십 분 동안 꾸물거리거나 반드시 일어나야 할 시간이 임박해서야 벌떡 일어나는 사람이 많다. 지금부터 소개하는 '스르륵 기상법'을 이용해 쉽게 일어나고 아침에 정해둔 습관을 통해 잠에서 깬다면 이불 속에서 뒤척이는 시간을 아낄 수 있으니 적어도 30분 정도 더 빨리 하루를 시작할 수 있다.

1) 옆으로 누워서 양 무릎을 굽힌다. 몸 아래쪽에 있는 팔꿈치를 구부
려서 옆구리에 넣는다. 몸 위쪽에 있는 팔은 얼굴 옆에 놓고 손바닥
을 베개에 닿게 한다.

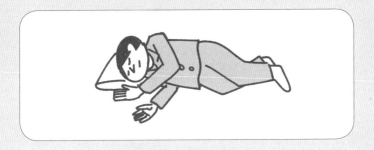

2) 몸 아래쪽에 있는 팔꿈치와 몸 위쪽의 팔을 이용해서 '미끄러지듯
이' 사선으로(허리 쪽으로) 천천히 몸을 일으킨다.

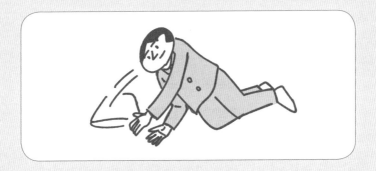

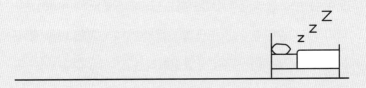

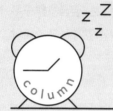

술을 마신 후의
숙면 기술

술을 마시면 긴장이 풀리고 몸이 이완되어 금방 잠들 수 있다는 이유로 자기 전 술을 마시는 사람들이 있다. 하지만 널리 알려져 있듯이 술을 마시면 잠은 쉽게 들지만 자주 깨기 때문에 깊이 잠들지 못하는 등 숙면을 방해하는 요소가 많다.

되도록 술을 안 마시는 게 좋지만 술을 마셔도 편안히 자기 위해서는 적정 음주량을 파악하는 것이 필요하다. 먼저 자신의 코골이 소리를 녹음하는 '스노어랩SnoreLab'이라는 어플을 이용해 술을 마셨을 때 코골이 소리를 측정한다(254쪽 참조). 많은 사람이 술을 마시면 코골이 소리가 커지는데, 당연한 말이지만 코를 크게 골 때는 깊이 잠들지 못한다. 그러니까 '스노어랩' 어플을 이용해 어느 정도 술을 마셨을 때 코골이 소리가 커지는지 파악한다. 급격하게 소리가 커지면 기분 좋게 숙면할 수 있는 음주량의 상한선이라는 것이다. 다음 날 아무

일도 없다면 신경 쓰지 않고 마셔도 되지만 중요한 일이 있을 때는 자신의 주량을 넘기지 않도록 주의하기만 해도 업무 성과가 달라진다.

또 술을 마시기 전에 토마토주스를 마시면 알코올 분해를 촉진해 숙면에 도움을 준다. 요즘에는 술을 마실 때 물을 번갈아 가며 마시는 것이 좋다는 사실도 상식으로 자리 잡았다. 술을 마시다가 중간부터 물을 마시려고 하면 잊어버리기 쉽기 때문에 술을 마시기 전에 습관처럼 물도 함께 준비하는 것이 중요하다. 또한 술을 마신 후 바로 이온 음료(농도가 진하지 않은 음료를 추천)를 마시면 체내 알코올 농도가 떨어진다. 물은 아무래도 많이 마시기 힘들기 때문에 이온 음료를 마시는 것이 더 효과적일 수 있다. (술을 마시면 잠드는 시간은 빨라질 수 있으나 첫 번째와 두 번째 사이클의 렘수면을 억제하고, 반대로 세 번째 이후의 렘수면을 늘리는 부작용으로 중간에 잠에서 깨거나 수면호흡장애가 악화되어 두통을 일으키기도 한다. 또한 만성적 알코올 섭취는 뇌의 호흡조절중추를 망가뜨려 수면호흡장애를 유발하고 악화시킨다. 그러므로 수면장애를 예방하거나 줄이기 위해서는 금주가 최선임을 명심한다. 감수자 주)

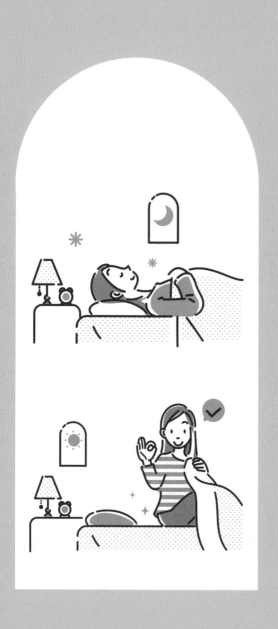

제5장

DAY(밤) :
일 잘하는
직장인이
밤을
보내는
방법

업무 모드는
목욕이나
샤워를 통해
강제로 끈다

최근에는 욕조에 몸을 담그는 입욕 대신 샤워만 하는 사람들이 늘고 있다. 매일 입욕을 하기에는 수도 요금과 가스 요금이 부담스럽고 욕조에 들어가서 여유롭게 입욕을 할 만한 시간 여유도 없기 때문이다. 하지만 숙면 관점에서 보면 샤워만 하는 것보다는 욕조에 몸을 담그는 것이 큰 도움이 된다. **입욕의 가장 큰 장점은 '업무 모드'의 전원을 강제로 끌 수 있다는 점이다.**

지금까지 많은 직장인의 숙면을 돕는 일을 해왔지만 **수면 때문에 고민하는 사람의 근본적인 문제는 대부분 업무 모드(긴장 상태)를 종료하지 못한다는 데 있다.** 게임을 하거나 인터넷 서핑을 할 때 편안하게 쉬는 것처럼 보이지만 실제로는 하는 일만 바뀌었을 뿐 일할 때와 비슷한 상태가 계속 이어지고 있다. 그러다 보니 많은 직장인이 밤에 좀처럼 잠들지 못하고 자는 시간이 늦어져 아침에 늦게 일어나게 된다.

업무 모드는 종료하기가 쉽지 않기 때문에 약간의 시간과 자극이 필요한데, 간단한 방법이 바로 **'따뜻한 물에 몸을 담그는 것'**이다. 지바대학교의 연구에 따르면 입욕은 '피부와 온수의 접촉', '부력 작용을 이용한 몸의 힘 빼기' 등의 효과로 업무 모드를 종료시킨다. 이외에도 입욕을 하면 수면의 질이 높아지고 빠르게 잠들 수 있다는 연구 결과가 많다.

인간은 심부 체온이 한 번 올라갔다가 다시 내려갈 때 깊이 잠들 수 있다. 근육량이 적고 체온이 느리게 올라가는 여성이나 귀가 후 꾸벅꾸벅 졸아서 체온이 떨어지는 경우가 많은 사람에게 특히 입욕을 추천한다. 샤워보다 반신욕이 좋으며 특히 전신욕은 수압이나 부력으로 인한 작용이 커지기 때문에 몸과 마음의 피로가 훨씬 더 잘 회복된다. (욕실이 입욕이나 반신욕을 하기 어려운 구조라면 잠들기 1시간~1시간 반 전 따뜻한 물로 샤워를 하면 숙면에 도움이 된다. 감수자 주)

마지막으로 주의해야 할 점은 입욕을 할 때 물 온도가 지나치게 높아서는 안 된다는 것이다. 42℃가 넘으면 교감신경이 활성화돼서 되려 숙면을 방해하기 때문에 물 **온도는 40℃~41℃가 가장 좋다.** 반대로 잠을 깨야 할 때는 뜨거운 물로 목욕이나 샤워를 하면 좋다.

가장 좋은 입욕법 3가지

1 ▶ 반신욕보다 전신욕이 이완 효과가 크다.

2 ▶ 물 온도는 지나치게 뜨거운 물보다는 42℃ 이하가 좋다.

3 ▶ 체온이 낮거나 침실이 아닌 곳에서 졸아서 체온이 잘 떨어지는 사람은 입욕이 숙면에 도움이 된다.

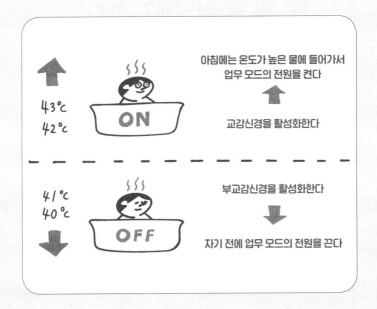

자기 전에
무엇을 마시는지가
수면의 질을
결정한다

"자기 전에 무엇을 마시나요?"

수면 지도 현장에서 질문했을 때 가장 많이 나오는 답변이 '우유'다. 수면에 도움이 되는 트립토판tryptophan이 들어있기 때문인데, **실제로 자기 전에 우유를 마시고 수면에 도움이 되는지 실험을 한 결과, 효과는 없는 것으로 나타났다.** 물론 플라세보 효과*로 우유의 도움을 받고 있는 사람은 지금처럼 계속 마셔도 상관없지만, **위가 좋지 않은 사람은 자기 전에 우유를 마시지 않는 편이 좋다.**

또 자기 전에 커피나 차 등 카페인이 들어간 음료를 마시는 사람도 의외로 많은데 **늦은 시간에 카페인 섭취는 주의가 필요하다.** 특히 밤에 일해야 할 때 커피를 마시는 경우가 많다. 카페인의 각성 효과는 개인차가 있지만 약 6시간 지속된다. 커피

---

* 환자가 가짜 약을 진짜 약이라고 믿고 복용했을 때 병세가 호전되거나 유익한 작용이 나타나는 현상

를 마셔도 잠드는 데에 어려움이 없다고 착각하는 사람이 있는데, 이는 '빨리 잠드는 것'과 '깊이 잠을 자는 것'을 혼동하는 것이다. 스마트폰을 보다가 졸려서 잠드는 것과 비슷하다. **수면의 질을 높이려면 첫 수면 사이클 때 숙면을 하는 것이 가장 중요한데, 카페인 효과가 남아있으면 바로 잠이 들었다고 해도 깊은 잠을 잘 수가 없다.** 최근에는 스마트 워치를 통해 꽤 정확하게 수면 상황을 측정할 수 있으니 이용해 보길 바란다.

그렇다면 무엇을 마시면 기분 좋게 숙면할 수 있을까. **내가 추천하는 음료는 바로 허브차다.** 실제로 자기 전에 마시는 음료를 허브차로 바꾼 사람 중 86%가 '숙면 효과를 실감했다'라고 답변했다.

예전에 한 스포츠 종목의 일본 국가대표팀의 수면 개선을 돕는 업무를 한 적이 있다. 모든 선수의 수면 상태가 좋아졌는데, '무엇이 가장 수면 개선에 효과가 있었습니까?'라는 질문에 가장 많았던 답변이 '허브차'였다. 솔직히 예상외의 답변이었다. 그때 다시 한번 허브차의 위력을 느꼈다. 캐모마일이나 로즈플라워가 일반적이지만 다양한 허브차를 직접 마셔보고 마음에 드는 허브차를 꾸준히 마시면 좋다.

자기 전에 마시면 좋은 음료와 나쁜 음료

1 ▸ 자기 전에 우유를 마셔도 숙면 효과는 없다.

2 ▸ 자기 전에 카페인이 들어간 음료를 마시면 수면의 질을 떨어뜨린다.

3 ▸ 많은 사람에게 숙면 효과가 있는 것은 '허브차'다.

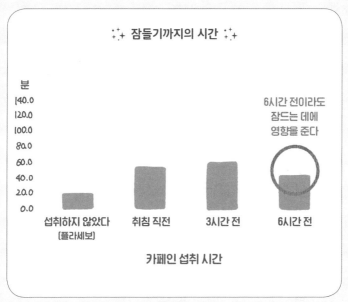

:+ 잠들기까지의 시간 :+

분

140.0
120.0
100.0
80.0
60.0
40.0
20.0
0.0

6시간 전이라도
잠드는 데에
영향을 준다

섭취하지 않았다
[플라세보]

취침 직전

3시간 전

6시간 전

카페인 섭취 시간

출처: 미국 웨인주립대학교가 실시한 2014년의 연구 결과(Journal of Clinical Sleep Medicine 9 수록)

자는 동안에는
위를 완전히
비워두는 것이
숙면의 기본 원칙이다

수면의 질을 결정짓는 중요한 또 한 가지 요소는 '**저녁을 언제, 무엇을 먹는가**'이다. 영양소나 첨가물 등이 수면에 미치는 영향에 관한 이야기인데 깊이 들어가면 너무 복잡하므로 **숙면에 도움이 되는 저녁 식사에 대해 한 가지만 이야기하고자 한다.** 바로 '**자는 동안 위 속에 음식물이 남아있지 않은 상태**'여야 한다는 것이다.

유명한 스페인 축구팀인 레알 마드리드에는 취침 3시간 전에 메인 저녁 식사를 마쳐야 한다는 엄격한 규칙이 있다고 한다. 한 선수가 "그러면 밤늦게 식사하면 그만큼 늦게 자야 하나요?"라고 질문했더니 "네, 그만큼 자는 시간을 뒤로 늦추세요"라고 단호하게 답했을 정도로 이 규칙은 철저히 지켜지고 있다고 한다.

'위'라고 하면 막연히 위액을 분비해 소화를 돕는 장기라고 생각하는데, 위는 소화 작용을 할 때 먹은 것을 섞거나 장으로 보내는 등 과격하게 움직인다. 자는 동안 몸속에서 장기가 그 정도로 활발하게 움직이면 아무래도 수면의 질이 떨어질 수밖에 없다. 실제로 잠을 잘 때 위에 음식물이 남아있으면 심장 박동수가 잘 떨어지지 않고 일어났을 때 상쾌한 기분을 느끼지 못한다. 위가 비어있을 때 더 쉽게 일어날 수 있다는 사실은 이미 경험을 통해 알고 있을 것이다.

직장인은 운동선수와 달리 1년 내내 시즌 중이라고 할 수 있기 때문에 지나치게 엄격하게 저녁 식사 시간을 신경 쓰면 오히려 더 힘들 수 있다. 직장인이 실천할 수 있는 **가장 효과적인 대책은 저녁 먹는 시간을 당기는 것이다.** 집에서 밥을 해 먹든, 외식을 하든 지금보다 한 시간 빨리 저녁 식사를 하면 더 깊은 잠을 잘 수 있다. 고기나 튀김 등 위에 부담이 큰 식사를 할 때만이라도 식사 시간을 앞당기면 수면에 도움이 된다.

귀가가 늦는 사람은 집에 가서 한꺼번에 먹으려고 하지 말고 저녁 시간이 되면 우선 가볍게 식사하는 것을 추천한다. 집에 와서 한 번 더 가벼운 식사를 한다면 자기 90분 전에 음식을 먹었다고 해도 수면에 나쁜 영향은 주지 않는다.

무엇보다 행복도가 떨어지지 않도록 하는 것이 중요하다. 저녁 식사와 행복감은 깊은 연관이 있다. 이 점을 간과하면 오래 이어갈 수 없으니 주의한다.

숙면을 위한 저녁 식사 3가지 규칙

1 ▸ 자는 동안 위 속에 음식물이 없는 상태를 만든다.

2 ▸ 저녁 식사 시간을 지금보다 한 시간 당긴다.

3 ▸ 너무 무리하면 지속할 수 없으니 적당히 한다.

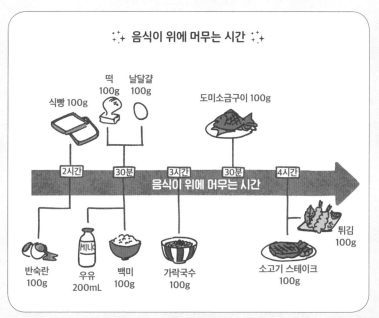

출처: 일본 영양사 협회《영양사를 위한 필수 가이드》다이이치출판(2015)

자기 전에
저널링으로
명상을 하자

심리 상태를 개선하거나 불면 문제를 해결하려면 **명상(마인 드풀니스)을 해야 한다**는 말을 자주 듣는다. 실제로 명상은 스트 레스 해소와 불면 개선에 효과가 있다는 사실이 증명되고 있 다. 하지만 수면 문제를 개선해야겠다고 생각하는 사람 대부 분은 '명상은 힘들다', '명상을 할 수 있는 상태가 아니다'라고 말한다.

잠을 충분히 자지 못하는 사람의 뇌는 스트레스나 정보가 너무 많 아서 과부하 상태이기 때문에 명상을 해도 명상 상태에 도달하지 못 하고 불안이나 잡념이 생겨난다. 그래서 아무것도 하지 않고 생 각을 비운 채 호흡만 하는 일을 못 견딘다. 물론 전문가와 함 께 편하게 이완할 수 있는 환경이라면 명상이 잘 될 가능성이 크지만 혼자서 명상할 때는 웬만한 심리 상태가 아니고서는 효과를 얻기가 매우 힘들다.

머릿속이 복잡한 사람들에게 딱 맞는 명상법이 있다. 생각하고 있는 내용을 5분 동안 끊임없이 써보는 저널링journaling 기법이다. 펜과 종이를 준비해 5분 동안 손을 멈추지 않고 머릿속에 떠오른 일, 고민 등을 써내려간다. 자꾸 잡념이 떠오르는 사람이라도 저널링 기법을 활용하면 명상 상태에 빠지고 스트레스가 해소되는 경험을 할 수 있다. 수면 개선 현장에서도 불안으로 쉽게 잠들지 못하는 사람에게 적극 제안하는 방법이다.

자기 전에 긍정적인 생각을 할 수 있는 사람은 '감사 일기'나 '꿈 일기'와 같이 긍정적인 내용의 글을 세 줄만이라도 써보면 수면의 질이 올라간다.

많은 사람이 효과를 보는 또 다른 방법으로 **프리딕션(예측일기)prediction이 있다. 다음날의 행동을 예측해 적어보는 방법**으로 단순히 할 일을 나열하는 것을 넘어 '6시에 기획서를 확인하고 메일을 보낸 후 회의에 참석한다'와 같이 구체적으로 적는다. 업무 내용만 적을 때보다 숙면 효과가 높다고 알려져 있다.

자기 전 루틴에 '쓰는 명상(저널링)'을 추가한다

1 ▶ 많은 사람이 자기 전 명상을 힘들어한다.

2 ▶ 쓰는 명상 '저널링'을 하면 불안을 많이 느끼는 사람도 명상에 들 수 있다.

3 ▶ '세 줄 일기'나 다음 날 일정을 적는 '프리딕션'을 하면 잠들기 전 이완 효과를 기대할 수 있다.

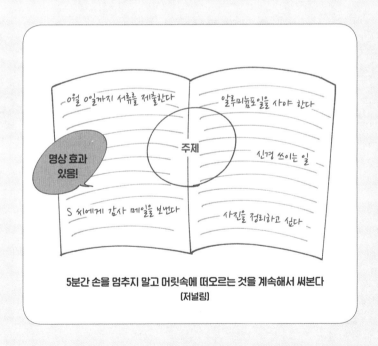

5분간 손을 멈추지 말고 머릿속에 떠오르는 것을 계속해서 써본다
(저널링)

자기 전에
스트레칭으로
몸을 **이완**하면
더 깊이 잠들 수 있다

현대인이 숙면을 취하지 못하는 가장 큰 이유는 자기 전에 편안하게 몸을 이완할 수 없기 때문이다. 편안해지기 위해서 독서를 하거나 명상을 해보지만 그것만으로는 충분하지 않다. 그 이유는 몸이 여전히 긴장 상태이거나 근무 시간의 나쁜 자세가 그대로 굳어버렸기 때문이다.

우선 자세에 대해 생각해 보자. 대부분의 직장인이 스마트폰이나 컴퓨터를 사용하면서 새우등, 라운드 숄더가 된다. 이 자세를 장시간 유지하면 자기 직전까지 자세가 바르게 돌아오지 않아 숙면할 수 없게 된다.

등과 어깨의 자세를 바로잡을 수 있는 가장 효과적인 방법은 폼롤러다. 자세가 안 좋은 사람들은 폼롤러 위에 누워 3분 정도만 왔다 갔다 해도 '깊은 수면 시간'이 약 2배 늘어난다 (피트니스 트래커 Fitbit 사용: 라이프리 통계). 나도 매일 사용하고 있는데 수면 상태가 좋아질 뿐만 아니라 허리 통증도 사라지기 때문에 일거양득의 효과가 있다. 굳이 폼롤러까지 구매해야 하나 고민되는 사람에게는 **아무런 도구를 사용하지 않고 할 수 있는 '숙면을 위한 1분 스트레칭'**(158~159쪽 참조)을 추천한다.

핵심은 자기 몸 중 어느 부위가 긴장하고 있는지를 느끼는 것이다. 어깨나 목이 잘 뭉치는 사람은 상반신이 긴장 상태인 경우가 많고 허리 통증이 있는 사람은 하반신이 긴장한 상태일 가능성이 크다. 긴장하고 있는 부분을 가볍게 스트레칭하면 긴장이 풀려 숙면할 수 있다. 상반신, 하반신 모두 긴장한 상태라면 둘 다 진행한다.

세상에는 숙면을 돕는 다양한 스트레칭이 있지만 여러 가지를 한꺼번에 하려고 하면 지속하기 힘들기 때문에 이 스트레칭 하나만 꾸준히 해보자. 해보면 알겠지만 숙면 효과는 매우 뛰어나다.

자기 전에 스트레칭으로 몸의 긴장을 푼다

1 ▸ 대부분의 직장인은 자기 전까지 업무 시간의 나쁜 자세가 그대로 굳어있다.

2 ▸ 폼롤러로 몸을 이완하는 것이 가장 좋다.

3 ▸ 긴장하고 있는 부위를 찾아 스트레칭으로 풀어주면 숙면에 도움이 된다.

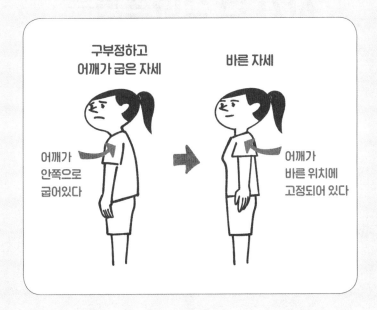

숙면의 가장 큰 적인
자기 전 스마트폰은
의지만으로는
99% 끊기 어렵다

이 책을 읽는 대부분의 독자는 자기 전에 스마트폰을 보는 것이 수면에 도움이 안 된다는 사실을 알고 있을 것이다. 하지만 알면서도 많은 사람이 자기 전에 스마트폰을 본다.

그도 그럴 것이 현대 사회의 SNS나 게임은 우리가 1분 1초라도 더 오래 화면에 머무르게 하려고 세계적으로 가장 우수한 인재들이 연구에 연구를 거듭해 설계한 결과물이다. 게다가 최근에는 인공지능AI이 우리 개개인의 데이터를 시도 때도 없이 수집해서 흥미를 끌도록 계속해서 업데이트한다.

SNS 개발자가 이런 사실을 대놓고 이야기하는 다큐멘터리 동영상을 본 적이 있다. SNS 속 영상들은 **인간의 본능까지 자극하기 때문에 자신의 의지만으로 스마트폰 중독에서 벗어나는 일은 거의 불가능에 가깝다.** 하물며 업무 때문에 지친 몸과 마음의 긴장을 내려놓는 심야 시간에는 더 통제하기 힘들다. 이런 사실을 인지하고 있더라도 스마트폰을 내려놓는 데는 큰 용기가 필요하다.

의지만으로 벗어날 수 없다면 시스템이나 기능을 사용해야 한다.
간단한 방법은 스마트폰의 야간 모드를 활용하는 것이다. 지정한
시간대에 화면이 어두워지거나 흑백 화면이 되는 기능이다.
얼마나 어두워지는지에 따라 다르겠지만 이렇게만 해도 스
마트폰 의존도가 몇 배는 줄어들기 때문에 중단하기가 쉬워
진다.

가장 강력한 방법은 스크린 타임 기능이다. 자신이 지정한 시간대
에 강제적으로 스마트폰이 잠금 된다. 나도 이 기능을 사용해서
스마트폰을 통제한다. 더 원시적인 방법을 추천하자면 스마
트폰을 보이지 않는 곳에서 충전하는 것이다. 많은 사람이 스
마트폰이 보이면 하고 싶다는 욕구를 억누르기 힘들기 때문
이다.

지금 소개한 방법을 잠자기 15분 전부터 실천하면 80% 이
상의 사람이 '자기 전에 스마트폰 하지 않기'에 성공한다.

스마트폰 중독에서 벗어나기 위한 3가지 규칙

1 ▸ SNS나 게임은 본능적이라고 해도 될 만큼 중단하지 못하도록 설계 되어 있다는 사실을 인지한다.

2 ▸ 스마트폰에 있는 제한 기능을 사용하거나 눈에 보이지 않는 곳에서 충전한다.

3 ▸ 잠자기 15분 전부터 이러한 방법을 활용하면 성공률은 80% 이상 이다.

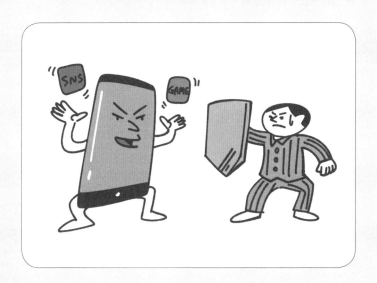

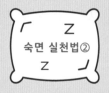

숙면을 위한
1분 스트레칭

숙면에 도움이 되는 스트레칭을 소개한다.

상반신 편 [❶~❸ × 5세트]

❶ 손을 가슴 앞에서 깍지를 끼고 손바닥이 위를 향하도록 머리 위로 뻗는다.

❷ 겨드랑이까지 자극이 느껴지도록 5초 정도 팔을 흔들흔들하며 위로 뻗는다.

❸ 숨을 한 번에 내뱉으면서 팔에 힘을 빼고 툭 빠르게 내려놓는다.

하반신 편 [❶~❷ × 5세트]

❶ 똑바로 누워서 3초 동안 숨을 들이마시며 발목을 몸쪽으로(발끝을 배꼽 쪽으로) 당긴다.

❷ 5초 동안 숨을 내쉬면서 발목을 반대 방향으로 뻗는다.

숙면을 위한 1분 스트레칭 (상반신 편)

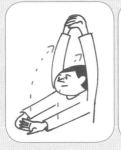 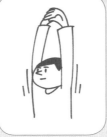 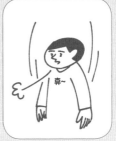

❶ 손을 가슴 앞에서 깍지를 끼고 손바닥이 위를 향하도록 머리 위로 뻗는다.

❷ 겨드랑이까지 자극이 느껴지도록 5초 정도 팔을 흔들흔들하며 위로 뻗는다.

❸ 숨을 한 번에 내뱉으면서 팔에 힘을 빼고 툭 빠르게 내려놓는다. 5세트 반복한다.

숙면을 위한 1분 스트레칭 (하반신 편)

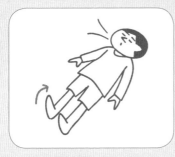 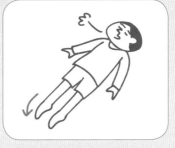

❶ 똑바로 누워서 3초 동안 숨을 들이마시며 발목을 몸쪽으로 당긴다.

❷ 5초 동안 숨을 내쉬면서 발목을 반대 방향으로 뻗는다. 5세트 반복한다.

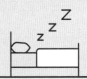

숙면할 수 있는 호텔을
선택하는 비법

출장을 가면 평소와 다른 낯선 곳에서 지내야 하는 데다가 수면 환경이 바뀌어 잠드는 데 시간이 오래 걸리고 수면의 질이 떨어지기 마련이다. 출장을 가서도 평소와 같은 패턴을 유지하면 숙면할 수 있지만, 그 전에 좋은 잠자리를 선택하는 것도 방법이다. 최근에는 고객의 숙면을 위해 노력하는 호텔이 많이 있다.

우선 주목할 부분은 매트리스다. 집에서 사용하는 매트리스와 비슷한 매트리스나 그것보다 더 고급 매트리스를 사용하는 호텔을 선택한다. 이전에는 고급 호텔에만 고성능 매트리스가 있었지만 최근에는 합리적인 가격에 좋은 매트리스를 사용하는 호텔도 늘어나고 있다. 추가 요금을 내면 고급 매트리스가 있는 방을 선택할 수 있는 곳도 있다.

숙면을 강점으로 내세우거나 숙면 패키지를 선보이는 호

텔도 있다. 예를 들어 일본의 대표적인 비즈니스 호텔인 수퍼호텔SUPER HOTEL은 고객이 숙면할 수 있도록 조명색과 소음, 베개 선택 등 다양한 부분에서 신경을 쓰고 있다. 실제 이 호텔을 이용한 후 숙면했다는 사람은 일반 호텔보다 35% 많았다고 한다. (한국의 경우 글래드 호텔, 나인트리 프리미어 호텔 등에서 숙박객을 위해 다양한 베개를 제공한다. 감수자 주) 고객의 숙면을 중요하게 생각하고 다양한 서비스를 제공하는 호텔은 실제로 숙면에 효과가 있다는 후기가 많으니 숙면이 필요한 사람은 어떤 서비스가 있는지 확인할 겸 이용해 보면 좋을 것이다.

마지막으로 추천하고 싶은 호텔은 객실에 샤워 부스만 있는 곳보다는 욕조가 있는 곳, 혹은 큰 욕탕이나 사우나가 있는 호텔이다. 샤워보다 욕조에 몸을 담그는 입욕을 하면 더욱 숙면을 취할 수 있기에 객실에 욕조가 있거나, 객실에는 샤워 부스만 있더라도 호텔 내에 사우나 시설을 갖추고 있는 곳을 찾아보자. 출장지의 스트레스를 한 번에 날려버릴 만큼 깊이 잠들 수 있다.

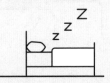

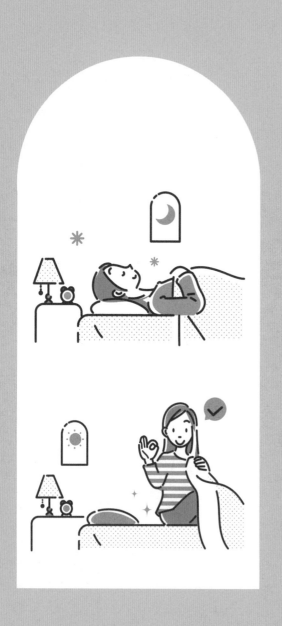

제6장

WEEK : 일주일을 어떻게 보내는지에 따라 업무 성과가 달라진다

월요일 아침에
컨디션이 좋지 않으면
금요일이 되어서야
업무 능력이 회복된다

평일에 바쁘게 일하는 직장인은 보상 심리 때문인지 주말을 지나치게 열정적으로 보내는 경향이 있다. 그리고 그 여파는 월요일 아침 '월요병'이라는 후유증으로 나타난다. 와세다대학교 조사에 따르면 직장인의 자살률은 월요일이 가장 높고 특히 아침 출근 시간대가 가장 위험하다고 한다.

일본 수면학회는 **주말에 평일보다 2시간 이상 늦게 일어나는 사람은 평일과 같은 시간에 일어나는 사람보다 월요일과 화요일의 피로도가 매우 높고 금요일이 되어서야 완전히 평소 수준으로 회복한다**고 발표했다.

인간이기 때문에 주말에는 아무래도 늦게까지 놀고 싶은 마음이 든다. 주말에 늦게 자더라도 월요일 아침에 개운하게 일어날 수 있는 쉽고도 성공률이 높은 비결을 소개한다.

우선 금요일과 토요일 밤에는 늦게 자든, 늦게 일어나든 상관없다. 하고 싶은 일을 마음껏 해도 된다. 하지만 일요일 아침에는 평소 일어나는 시간에 일어난다. 매우 힘들겠지만 출근은 하지 않아도 되니 컨디션이 좋지 않아도 큰 문제는 없다. 그리고 밤이 되면 미리 월요일에 입을 옷이나 업무 준비(가방에 있는 물건을 다 꺼내서 필요한 것만 챙기는 등)를 한다.

금요일과 토요일에 열심히 논 만큼, 일요일에는 폭음이나 폭식을 하지 말고 여유 있게 입욕을 하며 몸을 편안히 한다. 그러면 아마 이른 시간에 졸음이 몰려올 것이다. 그때는 버티려고 하지 말고 바로 잠자리에 든다. 이렇게 하면 월요일 아침에 알람이 없어도 눈이 바로 떠진다. **언뜻 보면 실천하기 힘들 것 같지만 금요일과 토요일에 하고 싶은 일을 마음껏 할 수 있기 때문에 성공률이 높다.**

이 방법을 실천하다 보면 월요일 아침을 최상의 컨디션으로 시작하기 위해 일요일부터 공들여서 준비한다는 생각이 들 것이다. 최고의 성과를 내기 위해 미리미리 자신의 컨디션을 조절하는 것이 얼마나 중요한지 몸소 느낄 수 있다. 장기휴가나 해외여행 때도 적용할 수 있으므로 긴 연휴 끝에 실천해 보길 바란다.

월요일 아침을 어떻게 시작하는지가 중요하다

1 ▶ 직장인은 월요일 아침에 가장 우울하다.

2 ▶ 월요일에 상태가 좋지 않으면 그 영향이 일주일 내내 이어진다.

3 ▶ 주말에 생활 패턴이 흐트러지더라도 일요일 아침에 평소대로 일어
　　 나면 월요일 아침에는 원래 패턴으로 돌아갈 수 있다.

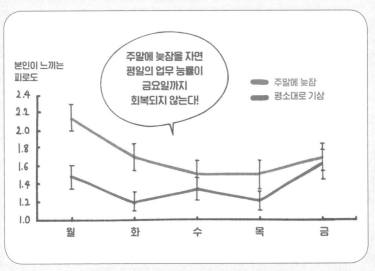

출처: Sleep and Biological Rhythms 2008;6: 172-9

몸과 마음의 **피로**는
목요일에
최고조에 이른다

)) ● ((⸜

일주일 중 무슨 요일에 가장 피곤하다고 느끼는가? 피로를 나타내는 지표는 여러 가지가 있겠지만 **그중에서도 정신적인 피로와 연관이 깊은 '자율신경'을 기준으로 보면 목요일에 가장 무너지기 쉽다고 한다.** 반면 가장 에너지가 넘치는 날은 토요일이다. 많은 사람이 주초에는 피로를 느끼지만 주중에는 업무에 집중하다 보니 피로를 잘 느끼기 못한다. 하지만 목요일쯤 되면 상당히 지쳐있는 상태다.

'피로가 쌓인다'라는 관점에서 보면 금요일이 가장 피로할 것 같지만 실제로는 그렇지 않다. 다음 날이 휴일이라고 생각하면 마음이 편안해지고 기대감이 생겨 자율신경도 힘을 회복하기 때문이다.

느끼지는 못하겠지만 **많은 직장인이 한 주의 반 정도가 지났을 때 피로가 쌓여 업무의 능률이 떨어진다. 이때 대책을 마련하면 평일에 항상 좋은 성과를 낼 수 있고 주말에도 피로감 없이 개인적인 시간**

을 즐기는 이상적인 상태에 가까워질 수 있다.

비결은 바로 **수요일 밤에 충분히 자는 것**이다. 수요일과 목요일은 직장인들의 술자리가 많은 날이기도 하다. 수요일은 피로가 많이 쌓여있기 때문에 술을 피해야 하는 날이지만 목요일은 하루만 버티면 주말이기 때문에 술자리를 하기에 적합한 요일이다. 수요일은 술자리를 피하고 컨디션 조절을 위해 충분히 자는 날로 정해두면 일주일의 피로도 예전과 비교해서 덜 쌓인다는 사실을 몸소 느끼게 될 것이다.

효과를 직접 확인했다면 직장 동료들에게 **'목요일이 가장 피로도가 높은 날이니 수요일에 푹 자야한다'**라는 말을 해준다. 함께 일하는 동료가 이런 내용을 이해하고 있으면 술자리를 정할 때도 수요일은 피할 수 있다. 하지만 자신이 원하는 대로 회식 날짜를 정할 수 있는 것은 아니니 만약 수요일에 회식이 잡혔다면 가능한 한 술은 줄이고 조금 일찍 들어가서 쉬도록 하자.

일주일 내내 좋은 성과를 내는 비법

1 ▸ 자율신경이 가장 흐트러지기 쉬운 날은 목요일이다.

2 ▸ 술자리를 피해야 하는 날은 수요일이고, 술자리를 하기 가장 좋은 날은 목요일이다.

3 ▸ 수요일 밤에 충분히 자면 일주일 내내 활기찬 상태로 지낼 수 있다.

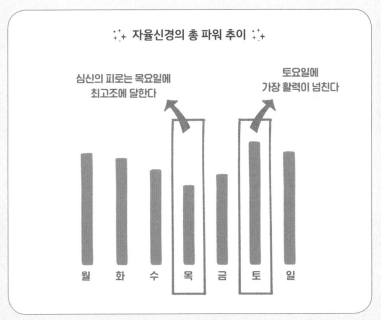

출처: Health, Vol.8 No.9, 15 June 2016.

업무에서
좋은 성과를 내는 사람은
휴일에도 **평일**에도
수면 스타일을
바꾸지 않는다

뉴로스페이스가 조사한 직장인 수면 연구 결과에 따르면 **업무에서 좋은 성과를 내는 사람은 평일과 휴일을 비교했을 때 수면 시간과 기상 시간에 차이가 없다**고 한다.

평일과 휴일의 수면 시간 차이가 크면 시차 적응을 못 했을 때와 비슷한 타격이 있다. 2시간 이상 차이가 난다면 주말마다 아시아로 해외여행을 가는 상황과 비슷하다고 보면 된다.

지금까지 많은 연구를 통해 **평일과 휴일의 수면 시간 차이가 클수록 비만이나 체지방이 증가하고, 근로 의욕이 저하되며, 우울증이 늘어난다는 사실이 밝혀졌다.**

에도가와대학교의 연구에 따르면 특히 여성 직장인은 휴일에 몰아서 자면 체질량 지수BMI나 스트레스 지수가 쉽게 높아진다는 사실이 밝혀졌으므로 더욱 주의해야 한다. 어린아이가 있는 가정에서는 엄마가 휴일에 늦게 일어나면 아이도 함께 늦게 일어나게 되므로 조심하는 편이 좋다. 일본 여성의 수면 시간은 세계에서 가장 짧다고 한다. 휴일에 몰아서 자는 것보다는 평일 수면 시간을 늘리는 것이 좋겠다.

여러 번 언급했지만 수면 부족 상태가 이어지면 업무 성과가 떨어지고 후에 부족한 수면을 한꺼번에 보충한다고 해도 제대로 회복되지 않는다. **수면이 부족하면 많은 것을 잃을 수 있다는 사실과 평일과 휴일 수면 시간에 차이가 크면 부정적인 영향을 끼친다**는 사실을 염두에 두고 하루 기본 수면 패턴(DAY)을 다시 살펴봐야 한다.

노파심에 덧붙이자면 평일과 휴일의 수면 시간 차이를 없애라는 말이 휴일에도 일하라는 말은 절대 아니다. 오히려 평일에 사용하지 않는 뇌나 몸을 더 적극적으로 쓰라는 의미다. 가족이나 친구와의 소중한 시간, 자신의 취미 활동 등에 쓰는 시간을 더 늘려야 한다.

평일과 휴일의 수면 시간 차이를 줄이면 궁극적으로 평일과 휴일의 만족도가 모두 높아져 삶의 질이 향상된다. 숙면을 위해서는 주말에 잠을 몰아서 자면 절대 안 된다는 사실을 꼭 기억하자.

평일과 휴일의 수면 시간 차이를 없애자

1 ▸ 좋은 성과를 내는 사람은 평일과 휴일의 수면 시간 차이가 작다.

2 ▸ 평일과 휴일의 수면 시간 차이가 크면 비만이 되거나 스트레스가 증가한다.

3 ▸ 평일과 휴일의 수면 시간 차이를 줄이면 삶의 질이 향상된다.

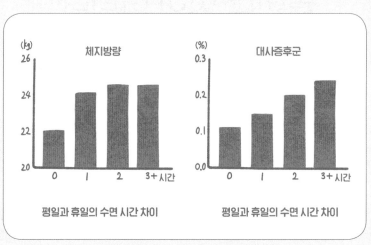

출처: International Journal of Obesity 2015년 5월호

앞으로는
수면 부채를
줄이는 것이 아니라
수면 저축을
늘려야 한다

'**수면 부채**'라는 말이 유행하면서 많은 사람이 이 단어를 알게 되었다. 이 말이 등장하기 전에는 '수면 부족'이라는 표현밖에 없었는데 수면 업계의 마케팅 덕분인지 이제는 널리 쓰이는 말이 되었다. 일본인은 부족한 것은 크게 신경 쓰지 않지만 부채(빚)는 반드시 갚아야 한다고 생각하는 착실한 사람이 많다 보니 이를 계기로 고급 매트리스나 수면 보조제의 매출이 단숨에 늘어난 것이다.

심리학에서는 부정적인 표현이 긍정적인 표현보다 5배 더흥미를 끈다고 한다. 부정적 표현이지만 '수면 부채'라는 말이널리 퍼져 많은 사람이 수면에 관심을 가지게 됐다는 점은 다행이라고 생각한다. **나는 앞으로 직장인들이 '부채'를 계속 갚으면서 살아가는 것이 아니라 '저축'을 해두고 자유롭게 꺼내쓸 수 있는 상태를 만들었으면 한다.**

일본의 대학교 릴레이 마라톤 대회인 '하코네 에키덴箱根駅伝'에서 4연패를 달성한 아오야마가쿠인대학교의 하라 스스무 감독은 자신이 경기 전에 긴장으로 잠을 설치는 바람에 실력 발휘를 못 해 대회를 망친 적이 있다고 한다. 그 후 선수들이 같은 경험을 하지 않기를 바라며 학생들의 수면 저축 훈련을 했다고 말했다.

이러한 하라 감독의 방침은 직장인에게도 적용할 수 있다. **'수면 저축'이란 자신에게 적절한 수면 시간보다 평소에 조금 더 길게 잠을 자서 수면을 비축하는 기술이다.** 이 상태를 유지하면 중요한 일을 앞두고 예기치 못한 일이나 긴장으로 인해 잠을 충분히 자지 못하더라도 어려움 없이 능력을 발휘할 수 있다.

이는 다소 고도의 수면 기술이기 때문에 초보자가 바로 시작하기는 쉽지 않으니 일단은 적정 시간 숙면을 할 수 있게 된 후에 시도해 보길 바란다. **기억해야 할 것은 수면 저축은 하루에 몰아서 많이 자는 것이 아니라 매일 필요한 수면 시간보다 10~20분 정도 더 자는 개념이라는 점이다.**

'수면 저축'을 하면 항상 좋은 성과를 낼 수 있다

1 ▸ 수면 저축이란 주말에 '수면 부채'를 만회하는 것이 아니라 평소에
잠을 충분히 자서 수면을 저축하는 기술이다.

2 ▸ 수면을 저축해 두면 예기치 못한 일이 생겨 잠을 충분히 자지 못하
더라도 좋은 성과를 낼 수 있다.

3 ▸ 한 번에 몰아서 자는 것이 아니라 적절한 수면 시간보다 조금만
(10~20분) 더 잔다.

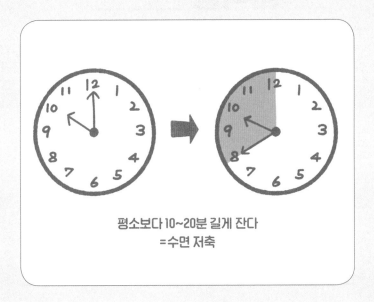

평소보다 10~20분 길게 잔다
=수면 저축

아침형 인간과 **저녁형** 인간은 태어날 때 결정된다

최근에는 유연 근무제 등 다양한 근무 형태를 도입하는 회사가 늘어나 자신에게 맞는 업무 형태를 선택할 수 있는 시대가 되었다. 유연 근무에 수면 시간을 맞추면 자신이 일하기 가장 편하고, 좋은 성과를 낼 수 있는 근무 형태를 찾을 수 있다. **수면 타입(아침형, 저녁형)은 태어날 때부터 반 정도 정해져 있기 때문에 자신이 업무를 잘 할 수 있는 시간을 찾아서 근무하면 된다**(자신의 수면 타입이 궁금하다면 188쪽을 참조하기를 바란다).

실제로는 절반 정도의 사람이 **'중간형'**이라는 결과가 나온다. 그리고 '아침형', '저녁형'인 사람은 각각 약 20% 정도다. 중간형은 새벽형이나 심야형이 되지 않는 한, 낮에는 어려움 없이 성과를 낸다. '아침형', '저녁형'인 사람은 업무 시간을 30분 정도 각각 아침과 저녁 시간대로 조정하면 제대로 실력을 발휘할 수 있게 된다. 마지막으로 **'새벽형', '심야형'** 사람은 아무리 노력해도 체내 리듬을 반대 유형으로 바꾸기 어렵다.

일반적으로 유연 근무제를 이용하더라도 아침 시간을 활용하는 편이 업무 내용이나 필요한 정보를 더 빨리 파악할 수 있어 비즈니스에 유리하다. 업무를 늦게 시작하면 이미 사람들이 퇴근한 후 남겨진 일을 처리해야 할 수도 있고, 자신이 업무를 시작했을 때 주변 동료들은 이미 업무가 어느 정도 진행된 상태이기 때문에 따라가기 힘든 부분도 있는 등 불리한 요소가 많다.

하지만 아무리 아침형으로 바꾼다고 해도 아침에는 능력을 제대로 발휘할 수 없는 사람이 전체 5% 정도 된다. 그런 사람은 무리하지 말고 유연 근무제 등을 활용해 자신이 가장 효율적으로 일할 수 있는 시간대에 일하면 된다.

한편, 저녁형인 사람은 상대적으로 IQ가 높다는 연구 결과도 있다. 창의력이나 기획력이 뛰어난 사람도 많다고 한다. 수면 스타일은 태어날 때 반 정도 결정되기 때문에 이를 잘 파악해서 업무나 개인적인 시간에 도움이 되는 방향으로 활용하는 것이 좋다.

유연 근무가 가능한 직장인이라면
자신에게 가장 잘 맞는 수면 패턴을 만들 수 있다

1 ▶ 인간은 태어날 때부터 아침형인지 저녁형인지 반 정도 결정된다.

2 ▶ 유연 근무로 수면 유형에 맞게 근무 시간을 조정할 수 있다면 좋은
성과를 낼 수 있다.

3 ▶ 아침형이 직장 생활에 유리한 경우가 많지만 저녁형도 장점이 많다.

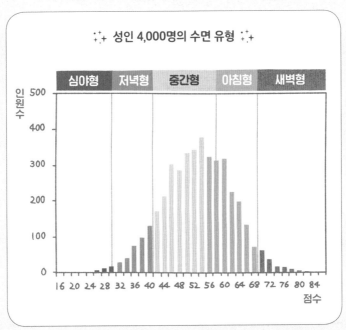

출처: 국립 정신·신경 의료 연구 센터 일본인 대상 〈뮌헨 크로노 타입 테스트〉 결과

주말마다 **침실 청소**를
하는 습관을 들이면
일주일 내내
숙면할 수 있다

주말은 일주일 중 수면의 질을 높일 궁리를 할 수 있는 시간
이다. 주말 동안 평일에 하지 못했던 일을 해두면 평일 수면의
질이 눈에 띄게 높아진다. 수면의 질을 높이기 위해 할 수 있
는 일은 여러 가지가 있지만 **'침실 청소'**를 가장 추천한다. 단순
히 침실을 청소하는 것만으로도 충분한 효과가 있으나 아래
세 가지를 신경쓰면 더 큰 효과를 볼 수 있다.

우선, **침실에는 물건을 많이 두지 않는다.** 침실에 물건이 지나
치게 많으면 쉽게 잠들 수 없고 깊이 잠들지 못한다. 특히 잠
들 때까지 시간이 오래 걸리는 사람에게 효과가 크다.

다음으로 **먼지를 제거해야 한다.** 알고 있는 사람도 많겠지만
방의 먼지는 바닥에서 30㎝ 정도 떨어진 곳에 가장 많다. 평
소에 서 있거나 앉아 있을 때는 먼지를 들이마실 일이 별로 없
지만 자는 동안은 먼지가 가장 많은 곳에서 자게 되는 셈이다.

휴일에 청소기를 돌리고 바닥까지 깨끗이 닦는다면 평일에 더 쾌적한 환경에서 잠들 수 있다.

마지막은 **시트 청소**다. 시트는 직접 피부에 닿기 때문에 항상 청결을 유지해야 하지만 평일에는 좀처럼 신경 쓰기 힘들다. 시트와 베개 커버에는 진드기나 진드기의 사체, 비듬, 노폐물이 쌓여있다. 일주일에 한 번 세탁해서 말리면 대부분 제거된다. 일요일에 편히 쉴 수 있도록 토요일 아침에 세탁하는 것이 가장 이상적이다.

만약 비가 와서 시트를 널기 힘들고 건조기도 없는 상황이라면, 청소기로 시트의 먼지를 제거하면 된다. **청소기만으로도 90% 이상의 진드기가 제거된다는 데이터도 있다.** 이때, 바닥을 청소하는 노즐을 그대로 사용하면 위생적이지 않다. 침구 전용 청소기가 있지만 대부분 잘 활용하지 못해 짐만 되는 경우가 많으니 모든 브랜드의 청소기와 호환되는 **'침구 청소용 노즐'**을 구매하면 된다. 침구 전용 노즐은 시트에 달라붙지 않고 진드기만 빨아들이기 때문에 효율이 뛰어나다.

주말에 침실 청소를 할 때 중요한 세 가지 규칙

1 ▶ 빨리 잠들고 싶다면 침실에 물건을 많이 두지 않는다.

2 ▶ 자는 동안 먼지를 들이마시지 않도록 침실의 먼지를 제거한다.

3 ▶ 세탁기나 청소기로 시트의 진드기를 제거한다.

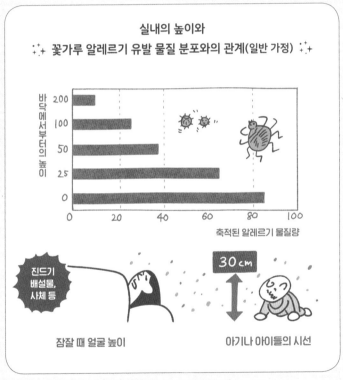

출처: 마벡스(mahbex) 카탈로그 자료

자신이 '아침형 인간'인지 '저녁형 인간'인지 알아보는 방법

수면을 최적화하기 위해서는 최적의 수면 시간을 알아야 한다. 다음 단계로 자신이 아침형 인간인지 저녁형 인간인지 알면 자신에게 잘 맞는 수면 패턴을 정할 수 있다.

자신이 어떤 유형인지 알아보는 방법으로는 유전자 검사가 있다. 최근에는 시계 유전자가 발견되어 연구가 이루어지고 있는데, 현재 개인이 받을 수 있는 유전자 검사로는 전체 시계 유전자의 극히 일부만 알 수 있기 때문에 유전자 검사에서 아침형 인간이라고 해도 무조건 신뢰하기는 힘들다.

할 수 있는 자기 보고식 질문지로는 '뮌헨 크로노 타입 테스트MCTQ'가 있다. 아침형·저녁형 테스트라고도 하는데, 인터넷상에서 검색해 보면 질문을 몇 가지로 추려 정리하고 결과를 해석해 주는 콘텐츠도 있다. 결과를 참고하면 자신에게 맞는 최적의 수면 패턴을 만드는 데에 도움이 될 것이다.

정식 테스트에서는 결과값이 아침형, 저녁형보다 세밀한데, 테스트 결과 '중간형'인 사람이 '아침형'으로 바꾸는 것은 전혀 문제가 없지만 '심야형'인 사람이 '새벽형'으로 바꾸는 것은 상당히 무리가 따르는 일이다. 실제 지도 현장에서도 이렇게 극단적으로 유형을 바꾸려고 시도하는 사람은 대부분 실패한다.

나는 지금까지 많은 사람의 수면 패턴을 바꾸는 일을 해왔는데, 이 크로노 타입 테스트 결과를 참고로 도움을 주고 있다. '심야형'이라는 결과가 나온 사람은 무리하지 않고 숙면 시간을 유지하면서 조금씩 아침형으로 바뀔 수 있도록 특히 더 신경 쓴다. (원작자의 허락을 받아 MCTQ 테스트를 번역하고 임상 검증하여 출판한 경험이 있다. 간단한 한국어판 테스트지를 출판사 홈페이지에서 제공하니 이용하기 바란다. 감수자 주)

뮌헨 크로노 타입 테스트MCTQ 일본어판 **https://mctq.jp**
한국형 뮌헨 크로노 타입 테스트 **https://www.hanbit.co.kr/src/5362**

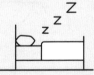

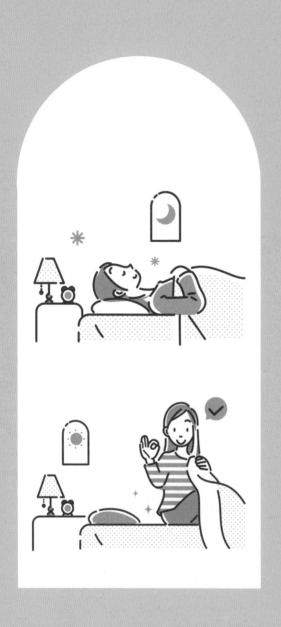

제7장

SEASON : 계절 변화에 맞는 숙면 기술

봄은
직장인에게
비수기다

봄은 가장 일어나기 힘든 계절이라고 한다. 물론 겨울에도 일어나기 쉽지 않지만 겨울에는 이불 안과 밖의 온도 차로 인한 것이기 때문에 정말로 일어나기 힘든 계절은 단연 봄이다. 봄에 일어나기 힘든 이유는 여러 가지가 있는데, 그중 하나는 알레르기(꽃가루)로 인해 수면의 질이 떨어지기 때문이다.

하지만 가장 큰 원인은 따뜻해진 날씨로 인해 부교감신경의 작용이 활발해져 눈이 떠지더라도 교감신경으로의 전환이 어렵기 때문이다.

봄이 시작되는 3월에는 입학, 이직, 이사 등 많은 사람들이 변화를 겪는다. **본인은 눈치채지 못할 수 있지만 사실 이러한 변화로 스트레스가 많이 쌓이고 몸과 마음에 과부하가 걸린다.** 때문에 이 시기에는 의욕적으로 하루를 시작해야겠다고 생각해도 아침에 일어나기 힘들고, 막상 실천하려고 하면 의지가 생기지 않는 경우가 많다. 이렇게 몸과 마음이 따로 놀고 있다는 사실을 모른 채 너무 무리하면 몸도 지치고 일도 인간관계도 제대로 되지 않는다.

그렇다면 봄철, 어떻게 해야 업무 시간에 밀려오는 졸음을 물리치고 밤에 숙면할 수 있을까? **정답은 아침부터 너무 무리해서 달리지 말고, 조금 더 자고 여유 있게 일어나서 활동하는 것이다.** 연말까지는 업무가 바쁘고 날씨도 추워서 교감신경이 계속해서 우위를 차지하는 시기가 이어진다. 봄은 직장인에게 비수기나 마찬가지라는 생각으로 마음에 여유를 가지고 일하다 보면 겨울에 무리했던 몸과 마음이 회복되고 또 1년 동안 열심히 일할 수 있는 상태로 돌아온다.

봄에 졸음이 밀려오는 것은 자신이 나약해서 그런 것이 아니라 지친 몸과 마음을 회복하려는 인간의 준비된 본능이므로 이를 거스르는 것은 바람직하지 않다. 모두가 그렇다고 할 수는 없지만 실제로 최고 수준의 운동선수도 봄에는 전력을 다하지 않는다. 게을러서 훈련을 소홀히 한다는 의미가 아니라 봄부터 최고 속력으로 달리면 시즌 중에 힘이 빠져 중간에 크게 다치거나 슬럼프에 빠져 결과적으로 좋은 성과를 낼 수 없기 때문이다.

봄에는 무리하지 않아야 한다

1 ▸ 봄에 자주 졸린 이유는 건강에 이상이 생겨서가 아니라 누구에게나 일어나는 자연 현상이다.

2 ▸ 밀려오는 졸음을 의지만으로 이겨내려 하면 능률이 떨어져 일을 제대로 할 수 없다.

3 ▸ 봄은 '1년 중에 가장 늦게까지 자도 되는 시기'라 생각하고 자신에게 관대해진다.

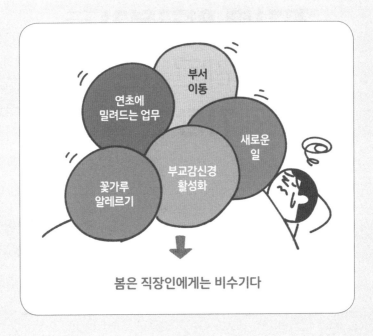

연초에
밀려드는 업무

부서
이동

새로운
일

꽃가루
알레르기

부교감신경
활성화

봄은 직장인에게는 비수기다

코막힘을 유발하는
꽃가루 알레르기 등
알레르기는
숙면의 **가장 큰 적**이다

봄이 되면 TV에서 일기예보를 할 때 꽃가루 정보를 함께 알려준다. 그도 그럴 것이 2008년에 실시한 전국 조사를 통해 일본인의 약 30%가 꽃가루 알레르기가 있다는 사실이 밝혀졌다. **꽃가루 알레르기 이외의 알레르기성 비염까지 포함하면 무려 일본인의 40%가 비염이 있다**고 한다. (한국꽃가루알레르기연구협회에 따르면 우리나라 또한 인구의 15~20%가 알레르기로 고통받고 있다. 감수자주)

꽃가루 알레르기가 유행하는 시기에는 콧물이 계속 흐르거나 코가 막혀 입으로 호흡을 하는 사람도 많다. 그렇게 되면 당연하게도 깊은 잠을 자기 힘들고 수면 중에 깨는 횟수도 훨씬 많아진다.

그렇다면 어떤 대책을 세워야 할까? 꽃가루 알레르기와 관련해서는 각자의 방법으로 자신에게 맞는 대책을 세우고 있겠지만 이번에는 코막힘을 개선해서 수면의 질을 높이는 방법을 소개하려고 한다.

첫 번째는 **'코 세척'**이다. 단순히 코에 있는 꽃가루나 먼지를 물로 씻어내는 방법인데, 거의 모든 사람에게 효과가 있다. 코 세척의 한 가지 단점은 생리 식염수를 사용해야 한다는 것이다. 생리 식염수를 사용하지 않으면 코 내부가 자극받아 통증이 생길 수 있다. 생리 식염수는 약국에서 구입하거나 직접 만들어서 사용할 수 있으며, 코 세척기도 시중에 많이 나와있다. 식염의 양은 2~3회 만들어보면 적절한 양을 가늠할 수 있다 (유튜브에서 코 세척법을 검색하면 많이 나온다).

두 번째는 **'장내 환경 개선'**이다. 꽃가루 알레르기에 효과가 있다고 광고하는 요거트 등을 먹는 것도 좋은 방법이다. 체질에 따라서 효과가 다르기 때문에 자신에게 맞는 식물성 유산균을 발견해야 한다. 지인 중에 장내 환경 검사를 담당하는 사람이 있는데 그 친구가 말하기를 **나또가 장내 환경을 개선하는 데에 큰 도움이 된다**고 한다. 나도 나또를 먹기 시작한 후 알레르기가 거의 개선됐다. 나또 외에도 된장, 청국장, 요거트 등의 발효 식품이 도움이 될 수 있다.

숙면을 방해하는 꽃가루 알레르기 대처법

1 ▶ 꽃가루 알레르기 증상이 나타나면 코가 막혀 입으로 호흡하기 때문에 수면의 질이 떨어진다.

2 ▶ 코막힘을 해결하려면 '코 세척'이 가장 좋다.

3 ▶ 장내 환경이 자신에게 맞는 방법으로 개선되면 알레르기가 줄어든다.

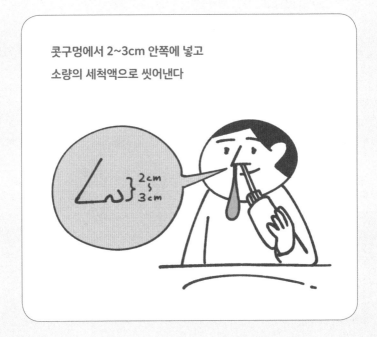

콧구멍에서 2~3cm 안쪽에 넣고
소량의 세척액으로 씻어낸다

1년 중에
가장 **지치기 쉬운 달**은
6월이다

의외라고 생각할지 모르겠지만 **6월은 몸과 마음에 가장 부담이 가는 달이다.** 6월은 장마로 인해 대기의 기압이 낮아지는 시기이고, 이때부터 기압이 급격히 떨어져 여름내 낮은 기압이 유지된다. 사람은 기상 조건의 변화로 신체 리듬이 달라지거나 건강 상태가 영향을 받기도 하는데, 대기 기압이 낮아지면 기분이 가라앉거나 관절염, 두통이 심해지기도 한다.

또한 뜻밖이라고 생각할지 모르겠지만 장마가 시작되는 **6월은 일조 시간도 짧다. 일조 시간이 짧으면 심리적 우울감을 느끼게 될 위험성이 높아진다.** 이 시기를 잘 극복하면 그 후 찾아오는 여름도 더위를 먹지 않고 버텨낼 수 있지만, 장마철에 컨디션이 떨어지면 다시 날씨가 쾌적해지는 9월이 될 때까지 몸이 무거운 상태가 계속된다.

게다가 6월은 장마로 인해 1년 중 습도가 가장 급격하게 오르는 달이다. 수면 시 최적의 습도는 50%로, 40~60%가 권장하는 습도 범위다. 6월부터 급격히 오르는 습도는 한여름 90%까지 치솟는다. 다만, 7~8월에는 대부분의 가정에서 에어컨을 켜기 때문에 이 시기에 습도로 인해 문제가 생기는 경우는 거의 없다. 이에 비해 6월은 그다지 기온이 높지 않다 보니 에어컨을 사용해야 하나 망설여진다. 낮에 제습 기능을 사용하는 사람은 있어도 밤에는 거의 사용하지 않는다.

이 어려운 문제를 해결하기 위해 우선 해야 할 일이 '습도계'를 사는 것이다. 대형 마트나 인터넷에서 저렴한 가격에 쉽게 구입할 수 있다. 습도계를 구매했다면 침실의 잘 보이는 곳에 놓아둔다. **습도가 60%를 넘으면 수면의 질이 급격히 떨어지기 때문에 자기 1시간 전에 확인해 습도가 60%를 넘으면 에어컨이나 제습기를 켜둔다.**

이 시기에는 비가 내리지 않으면 그렇게 습도가 높지 않은 날도 있어서 하루하루의 차이가 크다. 그리고 입지가 어떤지, 어느 위치에 방이 있는지 등 각각의 환경에 따라 습도가 달라지므로 습도계로 확인할 필요가 있다. **습도계는 겨울에 건조한 시기에도 숙면을 위해 필요하기 때문에 준비해 두는 것이 좋다.**

장마철을 극복하는 3가지 포인트

1 ▶ 장마철(6, 7월)에는 평균 기압이 낮아 컨디션이 떨어지기 쉽다.

2 ▶ 6월에는 숙면과 밀접한 관련이 있는 습도가 높다.

3 ▶ 습도계로 확인했을 때 습도가 60%를 넘으면 에어컨을 켠다.

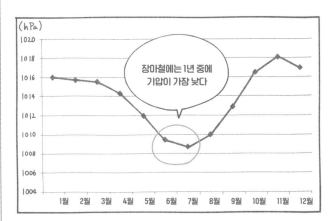

✦ 도쿄의 평균 해수면 기압의 월별 변화 그래프(평년 치) ✦

장마철에는 1년 중에 기압이 가장 낮다

*서울의 평균 해수면 기압도 6월부터 8월까지가 평균 1,005hPa(헥토파스칼)로, 다른 달에 비해 낮다. (2022, 기상청 국가기후데이터센터 참고)

출처: 오구라 요시미쓰 저《일반 기상학 제2판》(도쿄대학교 출판부) · 나가사와 요시쓰구 저《일기도의 산책길》(일본기상협회)

여름에는
최적의 수면 시간이
짧아지기 때문에
평소보다 빨리 일어나자

여름에는 잘 때 에어컨을 켜는 편이 숙면에 더 도움이 될까? 이 질문에 답을 제시하는 연구가 여러 개 있는데 답은 '예스'이다. 고온 다습한 여름에는 에어컨을 켜고 자는 사람이 많다. 숙면을 위해 에어컨을 켜는 것도 좋은 방법이지만 더 깊이 잠들 수 있도록 여름철 숙면을 위한 상급 기술을 소개하고자 한다.

우선 **에어컨은 아침이 되면 전원을 끄거나 온도를 높인다.** 여름에 에어컨을 켰을 때 발생하는 가장 큰 문제는 아침에 체온이 오르기 힘들다는 것이다. 앞서 설명했듯, 잠에서 깨려면 체온이 올라야 한다. 아침에 일어나기 한 시간 전에 에어컨을 끄거나 온도가 올라가도록 미리 설정해 두면 문제를 해결할 수 있다. 다만, 너무 이른 시간에 꺼지도록 설정하면 정작 중요한 수면 자체의 질이 떨어질 수 있으니 주의한다. 이렇게 하면 에어컨을 켜고 자도 아침에 일어나는 데 지장을 주지 않는다.

다음으로 추천하는 방법은 취침 시간은 바꾸지 말고 기상 시간을 앞당기는 것이다. 여름은 최적의 수면 시간이 짧아진다는 사실이 밝혀졌다. 많은 사람이 여름에는 평소보다 30분 이상 수면 시간을 줄여도 낮에 졸음이 쏟아지거나 컨디션에 지장을 주는 일이 없다고 한다. 그러므로 여름에는 조금 일찍 일어나려고 노력해 보길 바란다.

마지막으로 추천하고 싶은 것은 **선풍기**다. 습도가 높은 날에는 어렵겠지만 습도가 높지 않다면 사실 선풍기만 있어도 숙면할 수 있다. 단, 얼굴에 바람이 닿으면 깊은 수면을 방해할 수 있으니 얼굴에는 바람이 닿지 않도록 한다.

선풍기와 에어컨을 함께 사용하는 것도 방법이다. 선풍기를 쓸 때는 에어컨의 설정 온도를 2~3°C 높이면 쾌적하게 잠들 수 있다. 선풍기도 에어컨과 마찬가지로 아침에는 꺼지도록 설정한다.

옛날 사람들은 일출에 맞춰서 기상 시간도 바꾸었다고 한다. 우리도 일 년 내내 수면 시간을 동일하게 유지하지 말고 유연하게 바꿀 필요가 있다.

여름철에 맞는 숙면 기술을 익혀야 한다

1 ▸ 여름에 에어컨을 켜고 자면 확실하게 숙면에 도움이 된다.

2 ▸ 에어컨을 켜고 자면 아침에 일어나기 힘들어지기 때문에 아침에는
온도를 높인다.

3 ▸ 에어컨과 선풍기를 함께 사용하면 더 숙면할 수 있다.

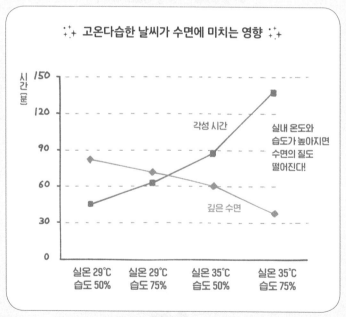

∶✦ 고온다습한 날씨가 수면에 미치는 영향 ∶✦

출처: 아가리 이치로 감수 · 시라카와 슈이치로 편집《수면과 정신 건강》(유마니쇼보)

겨울 아침에
일어나기 힘든 이유는
추위뿐만 아니라
태양 빛도 관련이 있다

겨울에는 대부분의 사람이 아침에 일어나 바로 이불을 박차고 나오지 못한다. 그 이유는 크게 두 가지가 있는데, 첫 번째는 **태양이 늦게 뜨고 빛도 약하기 때문**이다. 일본 도쿄를 예로 들면 일 년 중 해가 가장 빠르게 뜨는 날에는 4시 25분에, 1월 초 가장 늦게 뜨는 날에는 6시 51분에 해가 뜬다. 무려 2시간 반이나 늦어진다.(서울의 경우, 일 년 중 해가 가장 빨리 뜨는 때는 6월 10일경부터 일주일간으로, 5시 10분에 뜬다. 해가 가장 늦게 뜨는 날은 12월 말로, 7시 47분경 해가 뜬다. 감수자 주)

태양 빛 또한 약하기 때문에 햇빛을 받으며 눈을 뜨기 힘든 환경이 된다. 사실 태양 빛은 직접 쬐지 않고 창문 밖에서 들어오기만 해도 생체시계 유전자를 켠다고 한다. 하지만 겨울에는 태양 빛이 들어오기를 기다리면 일어나는 시간이 늦어지기 때문에 대책이 필요하다.

가장 효과적인 수단은 4장에서도 소개한 '빛 알람 시계'다. 방 조명에 타이머가 있다면 그것도 도움이 된다. 겨울에 일어날 때는 햇빛 대신 조명을 활용하면 더 수월하게 일어날 수 있다.

겨울 아침에 잘 일어나지 못하는 두 번째 이유는 **이불 안이 이불 밖보다 따뜻하기 때문이다.** 체온이 충분히 올라가지 않은 상태에서 이불 밖까지 추우면 인간은 생명의 위협을 느껴 본능적으로 일어나서 활동하려 하지 않는다. **이때 도움이 되는 방법은 매우 단순한데, 난방 타이머를 설정해두고 일어나기 전부터 방을 따뜻하게 하는 것이다.**

심한 수족 냉증인 사람은 더 확실한 대책이 필요하다. 바로 **입욕**이다. 아침에 일어나는 시간에 맞춰 욕조에 물을 받는 타이머 기능이 있다면 설정해 두고 일어나자마자 욕실로 향한다. 수면 교육 수강생 중에는 아침에 입욕 습관을 들였더니 행복한 기분으로 하루를 시작할 수 있게 되었다며 만족하는 사람이 많았다. 단, 고령이라면 큰 기온 차로 히트 쇼크*가 발생할 수 있으니 피해야 한다.

---

* 급격한 체온 변화로 혈압이 오르내리며 신체에 이상 징후가 생기는 현상으로 열실신이라고도 한다.

겨울 아침 상쾌하게 일어나기 위한 대책

1 ▶ 겨울에는 해가 늦게 뜨고 햇빛도 약하기 때문에 조명을 활용하면 좋다.

2 ▶ 겨울에는 실내 온도가 낮으면 잘 일어나지 못하므로 타이머로 온도 설정을 해서 미리 방을 데워둔다.

3 ▶ 손발이 차다면 아침에 입욕을 추천한다(온도 차로 인한 히트 쇼크에 주의).

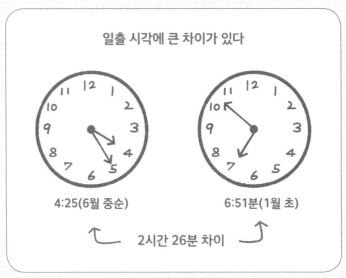

일출 시각에 큰 차이가 있다

4:25(6월 중순)　　　6:51분(1월 초)

2시간 26분 차이

서울 하지와 동지 해뜨는 시각
(2022년 기준) 하지 일출 시각 5:11 / 동지 일출 시각 7:43

계절의 변화는
몸과 마음에
부담을 줄 수 있으니
유연하게 대처하자

사람들은 한여름 더운 날이 계속 이어지거나 한겨울 추운 날이 계속될 때는 의외로 버틸만하다고 생각한다. **사실 몸과 마음이 부담을 느끼거나 크게 스트레스를 받는 상황은 '변화'다.** 그래서 일년 중 기온이 가장 낮은 1월에는 몸이 추위에 익숙해져 있기 때문에 힘들다고 느끼지 않는다. 반대로 가을에서 겨울로 바뀌는 11월에는 기온이 그리 낮지 않지만 춥다고 느끼는 경우가 많다.

인간은 적응력이 뛰어나므로 기본적으로 어떤 곳에서든 살아갈 수 있다. 그리고 어떤 시기에도 나름의 대책을 세우면 쾌적하게 보낼 수 있다. **주의해야 하는 것은 급격하게 기온이 변하는 '환절기'다.** 아무래도 직장인은 바쁘기 때문에 계절이 바뀔 때 바로바로 대응하지 못하고 다소 시간이 지난 후에 이불이나 옷을 바꾸는 등 계절 변화에 민감하지 못할 때가 많다. 20대까지는 이러한 변화가 수면에 미치는 영향이 크지 않지만

30대 이후에는 환절기가 되면 빠르게 대책을 세우는 것이 숙면할 수 있는 비결이다.

그렇다면 어떤 대책을 세워야 할까. 변화가 급작스럽게 느껴지지 않도록 **미리 계절 변화를 준비한다.** 예를 들면 장마가 시작되기 전에 제습 용품 준비하기, 더워지기 전에 잠옷 바꾸기, 겨울이 시작되면 빨리 담요 꺼내기 등의 준비다.

옷이나 이불은 다음 계절의 것을 내놓으면 그 전 계절의 것은 정리해 버리는 경우가 많은데 **환절기에는 날씨 변화가 심하기 때문에 이전 계절의 옷과 이불을 한 번에 정리하지 말고 필요할 때 바로 사용할 수 있도록 놔둬야 한다.** 2주 정도는 '이행 기간'이라고 생각하고 걸리적거리더라도 둘 다 사용할 수 있도록 해두면, 그날그날 날씨를 체크해 바로 대처할 수 있다. 이렇게 환절기를 건강하게 보내면 계절이 완전히 바뀌어도 계속 좋은 컨디션을 유지하고 숙면할 수 있다.

환절기가 오면 유연하게 대처한다

1 ▸ 환절기에는 몸과 마음의 스트레스가 크다.

2 ▸ 환절기에는 빨리 다음 계절을 준비한다.

3 ▸ 이불이나 잠옷 등은 두 계절의 '이행 기간'을 둔다.

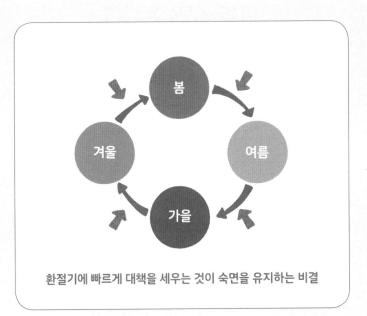

환절기에 빠르게 대책을 세우는 것이 숙면을 유지하는 비결

긴 연휴에는
마음껏 놀고
마지막 이틀 동안
평소 생활로 돌아간다

연말연시나 황금연휴에는 긴장이 풀려 수면을 소홀히 하기 쉽다. 유럽 국가들처럼 휴가 기간이 길면 여유를 가지고 천천히 평소 패턴으로 돌아오면 되지만, 우리의 연휴는 실컷 놀다가 바로 다시 일을 시작해야 하는 매우 어중간한 길이다.

연휴가 끝날 무렵에는 더 효율적으로 업무를 해낼 수 있도록 최상의 컨디션을 만들어야 한다. 그렇지만 연휴만큼은 긴장을 풀고 편하게 놀고 싶다는 사람도 많다. 이번에는 **연휴도 마음껏 즐기면서 연휴가 끝나고 곧바로 최상의 상태를 만들 수 있는 숙면 기술**을 소개한다.

우선 연휴 초중반에는 밤늦게까지 놀든, 잠을 많이 자든 모두 상관없다. 특히 연말연시에는 수면 패턴이 흐트러지는 문제 외에도 과식으로 체중이 평균 2~3kg 늘기도 한다. 이것도 연휴 중반까지는 괜찮다.

하지만 **연휴가 끝나기 이틀 전부터는 준비를 시작해야 한다.** 우선 식사량을 평소대로 되돌린다. 그리고 집안일, 특히 침실을 깨끗하게 청소하고 몸을 움직임으로써 뇌와 몸에 '이제 곧 연휴는 끝이야'라는 사실을 예고한다. **이날부터는 평소 출근하는 날과 같은 시간에 일어나서 햇볕을 쬔다.** 이때는 아직 생체시계가 반 정도밖에 돌아오지 않았기 때문에 아침에 몸이 무거울 수 있다. 다행히 아직 연휴가 남아있으니 이 상태로 연휴 마지막 날까지 어떻게든 지내면 된다. 낮에도 졸리겠지만 낮잠을 자면 아무 소용이 없으므로 버티는 것이 좋다.

연휴 마지막 날에는 모든 준비를 마무리한다. **마지막 날에도 평소 출근할 때와 같은 시간에 일어나고, 저녁 식사는 매우 가볍게 한다.** 저녁을 거르면 배가 고파서 잠이 잘 오지 않으니 평소의 반 정도만 먹는 것이 좋다. 공복일 때 생체시계가 더 잘 돌아오는 특성을 이용하는 것이다. 저녁을 먹고 나면 이른 저녁부터 졸음이 몰려온다. 욕조에 따뜻한 물을 받아 몸을 담근 후 곧장 잠자리에 든다. 다음 날 아침에 눈을 뜨면 긴 연휴 후에도 개운하게 하루를 시작할 수 있다.

긴 연휴가 끝날 때 평소 수면 패턴으로 되돌리는 법

1 ▸ 연휴가 끝나기 이틀 전부터 평소대로 일어나서 침실을 청소하며 연휴 이후를 준비한다.

2 ▸ 컨디션이 좋지 않더라도 낮잠을 자지 않고 버텨서 생체시계를 되돌린다.

3 ▸ 마지막 날 저녁은 평소 양의 반 정도만 먹는다.

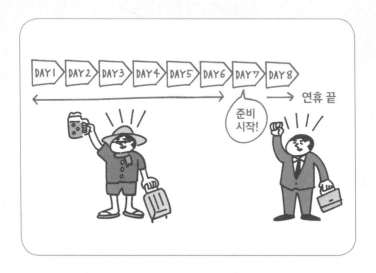

수면 패턴이
무너지기 쉬운
성수기에는
바쁜 일이 끝날 때쯤
재충전의 날을 정한다

스포츠 선수에게 시즌 중 중요한 시합이 이어지는 시기가 있는 것처럼 직장인에게도 눈코 뜰 새 없이 바쁜 성수기가 있다. 이 시기에 수면 패턴이 흐트러져서 바쁜 시기가 끝나도 수면 부족 상태가 계속 이어지는 경우가 많다. 바쁜 시기가 2주 안쪽이라면 대부분은 바쁜 시기가 지나고 무너졌던 수면 패턴이 자연스럽게 돌아온다. 하지만 **한 달이 넘어가면 습관이 되기 때문에 원래대로 되돌리기가 쉽지 않다.**

이번에는 한 달 이상 바쁜 시기가 이어질 때 어떻게 하면 숙면할 수 있는지, 그리고 어떻게 원래 수면 패턴을 되찾을 수 있는지 설명하고자 한다. 먼저 알아야 할 것은, **바쁜 시즌에는 아드레날린이 많이 분비되고 수면 효율이 높아지기 때문에 평소보다 수면 시간이 줄어도 그다지 영향이 없다는 점이다.** 그러니까 수면 시간이 약간 줄어드는 것은 크게 신경 쓰지 않아도 된다.

처음으로 해야 할 일은 바쁜 시기가 끝날 때쯤 **회복을 위한**

이벤트나 여행을 계획하는 일이다. 과학적으로는 온천욕이 가장 회복에 도움이 되지만 사우나에 가거나 친구들과 하이킹을 하는 등 가벼운 이벤트도 좋다. **이벤트가 있으면 바쁜 시기가 끝난 후 평소 숙면 패턴으로 돌아가기 쉬우므로 '재충전의 날'을 미리 정하는 것이다.**

다음으로는 바쁘더라도 평일 수면의 질을 높여야 한다. 수면 시간이 짧아도 가능한 한 회복할 수 있도록 노력한다. 바쁠 때는 주말에도 편히 쉬기 힘들기 때문에, 휴일에 부족한 잠을 보충하면 된다는 생각은 좋지 않다. 또 휴일에 지나치게 많이 자면 수면 패턴이 흐트러져 악순환에 빠지게되므로 **평일에 가능한 한 짧지만 질 높은 수면으로 이겨내고, 주말에는 수면 시간을 약간만 더 늘려서 부족한 수면 시간을 보충한다고 생각해야 한다.**

이렇게 하면 한 달까지는 바빠도 좋은 컨디션을 유지할 수 있고 수면 패턴이 무너지는 일 없이 원래대로 돌아갈 수 있다. 하지만 바쁜 시기가 몇 달씩 이어진다면 한 달에 한 번 **'재충전의 날'**을 정해 사우나에 가거나 자연 속에서 휴식을 취하거나 마사지를 받으러 가는 등 숙면에 도움이 되는 일을 해야 한다.

바쁜 시기에 숙면을 한다면 인생이 바뀐다

1 ▸ 바쁜 시기에는 흥분 상태가 이어지기 때문에 자연스럽게 수면 시간이 짧아진다.

2 ▸ 수면 시간이 짧아도 수면의 질을 높일 수 있다면 바빠도 한 달 동안은 좋은 컨디션을 유지할 수 있다.

3 ▸ 한 달 이상 바쁜 시기가 이어진다면 한 달에 한 번, '재충전의 날'을 정해서 깊고 충분한 잠을 자는 데에 도움이 되는 이벤트를 준비한다.

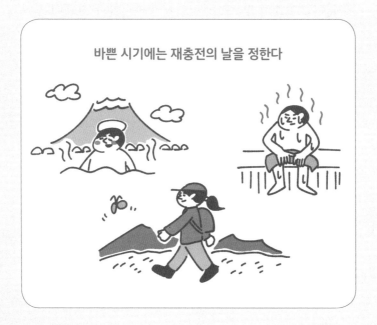

바쁜 시기에는 재충전의 날을 정한다

일 때문에 잠드는 시간이
늦어졌을 때
하루 만에 되돌리는 방법

일 때문에 귀가가 늦어지면 당연히 그만큼 잠드는 시간도 늦어진다. 그리고 다음 날 평소와 같은 시간에 일어나면 아침에 졸릴 수밖에 없다. 간신히 제시간에 일어났다고 하더라도 낮 시간에 졸려서 업무 효율이 떨어진다. 그렇다고 늦게 잔 만큼 늦게 일어나면 자는 시간과 일어나는 시간이 계속 뒤로 밀리게 된다. 아주 곤란한 상황이다.

이런 경우 대처하는 방법에는 두 가지가 있다. 우선 첫 번째는 '집에 오면서 수면 모드로 전환하는 방법'이다. 집으로 돌아오는 전철 안, 역에서 집으로 걸어가는 동안 휴식 모드로 바꿔 부교감신경을 활성화한다. 집에 와서도 밝은 조명은 켜지 않고 바로 입욕을 한다. 조명을 켜지 않고 미지근한 물(41℃ 이하)에 몸을 담그면 업무 모드의 전원을 끌 수 있다. 집에 돌아오는 시간이 23시를 넘는다면 입욕할 시간은 없으니 샤워로 대체한다.

　이렇게 하면 늦어지는 수면 시간을 조금이라도 앞당길 수 있고 평소와의 차이를 최소한으로 줄일 수 있다. 그래서 평소와 같은 시간에 잠들 수 있다면 다음 날 아침에는 보통 때와 같은 시간에 일어나 여느 때와 다름없이 일할 수 있다.

　물론 다른 방법도 있다. 예를 들면, 평소보다 1시간 늦게 잠들었을 때는 1시간의 반인 30분만 늦게 일어난다. 물론 평상시보다 서둘러 출근 준비를 해야 하고 천천히 커피를 마실 시간은 없겠지만 그 부분은 어쩔 수 없다고 생각하고 포기한다. 평소보다 수면 시간은 조금 줄지만 업무에 지장이 생길 정도는 아니니 걱정할 필요 없다. 그렇게 하루를 보내고 나면 이른 시간에 잠이 온다. 버티려고 하지 말고 조금 일찍 잠이 든다. 그러면 다음 날 아침 평소와 같은 시간에 개운하게 일어날 수 있다. 이 기술은 쉽게 실천할 수 있고 실제로 도움이 많이 되므로 꼭 해보기를 바란다.

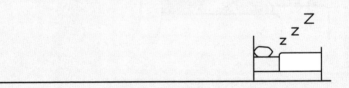

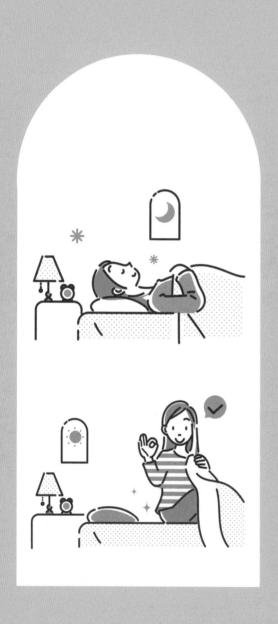

제8장

AGE :
나이에 따라
바뀌는
숙면 기술

사회 초년생이라면
빨리
학생의 수면 패턴에서
사회인의 수면 패턴으로
바꾸자

나는 기업에서 수면이나 스트레스에 문제가 있는 직장인을 돕고 있는데, 초반에는 가장 스트레스가 많아 보이는 중간 관리직을 중점적으로 관리할 때가 많다. **하지만 최근에는 사내에서 수면이나 스트레스 수치를 조사하면 무려 20대, 게다가 신입 사원이 가장 수면 상태가 나쁜 경우가 많아 신입 사원부터 관리를 시작하는 경우도 적지 않다.** 일본 생산성 본부가 225개 기업을 대상으로 매년 시행하는 정신 건강 조사에서도 20대의 스트레스 수치는 다른 세대와 달리 **최근 몇 년 사이 10~30% 가까이 급증했다.**

실제로 신입 사원들의 이야기를 들어보면 학생 때의 수면 패턴을 유지하고 있는 경우가 많았다. 반드시 일어나야 하는 시간이 임박해서야 일어나거나 낮에 심한 졸음을 느끼는 등 위험한 수준의 수면 문제를 안고 있는 사람이 평균적으로 50%를 넘었다. 신입 사원의 80% 이상이 수면 부족인 곳도 있었다. **원인은 좋든 나쁘든 신입 사원 때부터 유연 근무를 했기 때문**

일 것이다. 과거에는 신입 사원이 일찍 회사에 출근하는 것이 당연한 분위기였고 덕분에 학생의 수면 패턴에서 사회인의 수면 패턴으로 자연스럽게 바꿀 수 있었다.

수면 개선을 하면 신입 사원은 기술 습득 속도가 빠르고 긍정적인 효과에 대한 이해가 다른 세대보다 높아 성공 확률이 높다. 문제는 타이밍이다. 일본의 경우, 4월에 신입으로 입사를 하고 얼마 지나지 않아 5월 황금연휴를 맞는다. 이 황금연휴 전 두 달 사이에 수면 습관을 확실히 개선하면 수월하게 성공할 수 있고 스트레스도 눈에 띄게 줄어든다. **반면 수면 부족으로 스트레스 수치가 높은 상태로 황금연휴에 들어가면 연휴 동안 또 학생 때의 수면 패턴으로 돌아가 버리는 경우도 생긴다. 그렇게 되면 직장 복귀 후 수면 개선이 한층 더 어려워진다.** (일본 신입 사원의 사례를 들었지만 사회 초년생은 물론 장기간 쉬다가 직장에 새로 입사하는 경우, 입사 전에 수면 패턴을 직장인 사이클에 맞추는 게 무엇보다 중요하다. 감수자 주)

20대는 건강하고 활력이 넘치는 세대이니 학생 시절의 불규칙했던 수면 패턴을 바로잡기만 해도 낮에 졸음이 밀려오는 일은 훨씬 줄어든다. 그러므로 신입 사원일 때 가능한 한 빨리 수면을 개선하는 편이 좋다.

학생의 수면 패턴에서 사회인의 수면 패턴으로 바꾼다

1 ▶ 최근 몇 년 동안 신입 사원의 스트레스 수치가 높아졌다.

2 ▶ 입사 후 수면 패턴을 학생에서 사회인에게 맞게 빨리 바꾸지 못하는 경우가 늘고 있다.

3 ▶ 황금연휴처럼 긴 연휴 끝이나 새 직장 입사 전에 수면을 개선하는 것이 가장 좋다.

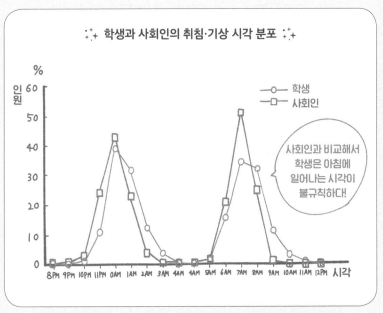

출처: 간사이대학교가 실시한 '수면에 관한 생활 습관 조사' 인문 연구 42호 수록(1992)

20대는 저녁형이 많고
적정 수면 시간이
길기 때문에
낮잠을 활용하는 것도
방법이다

대부분의 사람은 40~50대가 되면 저절로 수면 시간이 줄어들고 아침형이 된다. 하지만 이를 인지하는 사람은 많지 않다. '나는 예전에도 지금도 변함없이 아침형 인간이다'라고 착각하는 관리직도 많이 만났다.

이렇다 보니 상사가 20대 직장인에게 아침에 일찍 일어나라고 한다거나 아침에 다양한 활동을 해보라고 조언하는 경우가 많다. 나도 20대에는 아침에 생산적인 활동을 하기 힘들었다. 여기서 한 가지 기억해야 하는 사실은 **20대는 40대보다 평균적으로 2시간 정도 더 길게 자야 한다는 점이다. 게다가 20대의 수면 패턴은 기본적으로 저녁형이기 때문에 20대가 아침에 적극적인 활동을 하는 것은 40대와 비교하면 몇 배는 더 힘든 일이다.**

20대는 업무에서도 일상생활에서도 하고 싶은 일이 많아 어떻게든 수면 시간을 줄이려는 경향이 있다. 그리고 아직 젊다 보니 수면 시간을 약간 줄여도 건강을 해칠 우려가 크지 않다. 하지만 사고가 발생하거나 업무 생산성이 떨어질 위험성은 높아진다.

최근에는 젊은 세대에서 에너지 음료 같은 고카페인 음료가 인기인 듯하다. 그런데 **카페인은 젊은 사람에게 효과가 그다지 크지 않은 데다가 지속 기간도 짧다는 사실이 밝혀졌다. 반대로 나이가 들수록 카페인의 각성 효과는 커진다.**

그렇다면 20대에는 어떤 수면 대책을 세워야 할까? 그것은 바로 '**낮잠**'이다. 20대는 카페인에 대한 효과는 크지 않지만 낮잠을 통한 회복 효과가 다른 연령대보다 크다. 그러니까 **20대라면 적극적으로 하루에 여러 번 짧은 낮잠을 자는 것을 추천한다.** 회사에서라면 의자에 머리를 대고 5분 정도 눈을 감고 있거나 안대를 하고 있기만 해도 졸음이 사라진다. **다만 주의할 점이 있다. 조금이라도 방심하면 1시간 이상 낮잠을 자버릴 수도 있다는 사실이다.** 20대는 대부분 20분이 넘어가면 깊은 수면 상태에 빠지기 때문에 정말 5분에서 10분 정도 짧게 눈을 붙여야 한다. 낮잠을 잘 때는 꼭 알람을 설정하자.

20대는 낮잠을 잘 활용해야 한다

1 ▶ 20대는 적정 수면 시간이 길고 수면 패턴이 저녁형이기 때문에 아침에 활동하기 힘들다.

2 ▶ 20대는 잠을 깨려면 카페인보다는 낮잠이 좋다.

3 ▶ 자칫하면 낮잠을 길게 자버릴 수 있으니 신경 써서 5~10분 정도만 잔다.

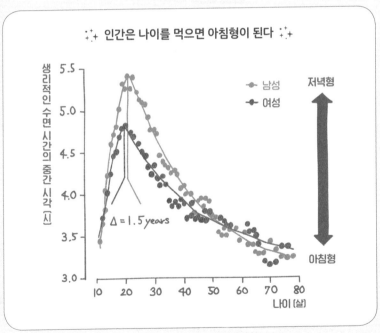

출처: Roenneberg(2004)

결혼하면
서로 **최적의 온도**에 대해
이야기하고 맞춘다

많은 사람이 수면 시 남성과 여성의 적당한 실내 온도가 다르다는 사실을 알고 있지만 제대로 대책을 세우지는 못하고 있다. 여름이 되면 어느 가정이든 에어컨 설정 온도로 소소한 다툼이 일어나기도 한다.

다양한 연구와 설문조사에 따르면 **잘 때 가장 쾌적하다고 느끼는 실내 온도(설정 온도)에 대해 남녀 평균 3℃가량 차이가 난다고 한다. 보통 남성이 여성보다 낮은 온도를 선호한다.** 이렇듯 남녀가 다르기 때문에 본격적으로 에어컨이나 난방을 틀어야 하는 시기가 되기 전, 서로 편안하게 잠들 수 있는 온도가 몇 ℃인지 이야기를 나눌 필요가 있다.

남녀 사이에 쾌적하다고 느끼는 실내 온도가 3℃ 정도 차이 난다고 말했는데, 일반적으로 3℃까지라면 이불로 조절이 가능하다. 3℃ 이상 차이가 나면 이불을 활용하더라도 한

쪽이 너무 덥거나 춥다고 느껴 숙면할 수 없게 된다. 이야기를 나눈 후 각자 쾌적하다고 느끼는 실내 온도에 차이가 너무 크다면 그 시기에는 잠을 따로 자는 것도 고려해야 한다.

'**선풍기**'를 활용할 수도 있다. 에어컨을 켜지 않아도 선풍기를 약하게 틀어두면 깊은 잠을 잘 수 있다. 더운 것은 싫지만 에어컨을 켜는 것도 싫은 사람은 선풍기를 활용해 보길 바란다. 게다가 선풍기는 부부의 온도 차이 문제를 해결할 수 있는 비장의 카드이기도 하다. 에어컨을 여성에게 맞는 온도로 설정해 두고 남성은 선풍기를 추가로 더 켜는 것이다. 그러면 서로에게 맞는 온도 차이가 크더라도 부부가 같은 방에서 숙면할 수 있다.

선풍기는 DC 모터를 사용하는 제품을 추천한다. DC 모터 선풍기는 다양한 바람 세기를 제공해 섬세한 조절이 가능하고 소음이 거의 없기 때문에 선풍기 소리에 잠을 설칠 일도 없다. 기존 AC 모터 선풍기에 비해 가격이 조금 비싸지만 보급형 모델도 많이 있고, 숙면을 위해 투자할 가치가 충분하니 이용해 보길 바란다. 구입할 때는 'DC 모터 선풍기', '무소음 선풍기' 등으로 검색하면 된다. DC 모터를 사용하는 선풍기는 거의 대부분 상품명이나 제품 설명에 표기되어 있다.

남녀 사이에 쾌적하다고 느끼는
실내 온도의 차이를 극복한다

1 ▶ 남성과 여성은 수면 시 쾌적하다고 느끼는 실내 온도가 평균 3℃ 정
도 차이 난다.

2 ▶ 차이가 3℃ 이내라면 이불로 조절할 수 있지만 그 이상이라면 각방
을 사용하는 것도 고민해 본다.

3 ▶ 여름에는 에어컨과 함께 선풍기를 활용하면 서로 다른 적절한 실내
온도 차이를 해결할 수 있다.

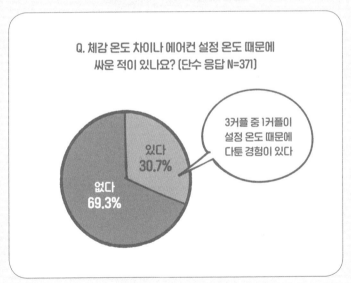

Q. 체감 온도 차이나 에어컨 설정 온도 때문에
싸운 적이 있나요? (단수 응답 N=37)

있다
30.7%

없다
69.3%

3커플 중 1커플이
설정 온도 때문에
다툰 경험이 있다

출처: Shop Japan 코코히에 조사

결혼해서도
이불은 따로
쓰는 게 좋다

‘부부는 닮는다’라는 말이 있다. 실제로 부부가 되면 식사량이나 취향까지도 닮는다고 한다. 그렇지만 **수면 패턴이나 최적의 수면 시간은 함께 오래 살아도 닮지 않는다는 사실이 조사를 통해 확인되었다.**

수면 패턴이 너무나 다를 경우는 따로 자는 편이 숙면에 도움이 된다. 같은 침대에서 자면 한 사람이 자고 있을 때 다른 한 사람이 침대에 들어가기도 하고 반대로 침대에서 나오기도 하다 보니 수면의 질이 확실히 떨어진다. 공간에 여유가 없거나 다른 방에서 자기는 싫다면 **침대를 분리하면 된다.**

일본에서는 같은 침대에서 잘 때, 세미 더블 또는 더블 사이즈 침대를 사용하는 경우가 80% 이상이다. 이 크기는 2인이 함께 잘 때 만족도가 높지 않기 때문에 퀸이나 킹사이즈의 침대가 필요하다. 여의찮다면 싱글 사이즈의 침대 2개를 이용하는 것도 해결책이 될 수 있다. **싱글 침대를 하나씩 사용하면 수**

면의 만족도가 극적으로 높아진다.

그 이유는 싱글은 가로 폭이 100cm 정도인데 세미 더블은 약 120cm, 더블은 약 140cm밖에 되지 않기 때문이다. 그러다 보니 어쩔 수 없이 몸이 닿게 되고 몸을 뒤척일 때 매트리스의 진동이 그대로 전달된다. 더블 사이즈 이하의 침대에서 함께 자고 있다면 숙면하기 매우 힘든 환경이라고 할 수 있다.

같은 침대에서 자는 부부 중 남성의 70% 이상은 불만이 없다고 답했지만 여성은 반대로 70% 이상이 불만을 느낀다고 답했다. 주로 남성의 코골이나 나쁜 잠버릇이 스트레스로 작용하는 듯하다. 같은 시각에 잠들었다고 해도 여성의 출근 준비 시간이 더 길다 보니 기상 시각이 빠르고 그만큼 수면 시간이 남성보다 짧다.

남성들은 자신은 딱히 불만이 없더라도 상대방이 참고 있는 것은 아닌지 생각하고 물어보는 것이 좋다. 실제로 침대를 따로 쓰면 대부분의 사람은 잠드는 시간이 빨라지거나 깊은 잠을 자는 시간이 길어진다.

숙면을 위해서는 '결혼해도 이불을 따로따로'

1 ▸ 부부의 수면 패턴이나 필요한 수면 시간은 영원히 비슷해지지 않는다.

2 ▸ 더블 사이즈 침대는 싱글 사이즈 침대의 1.4배밖에 되지 않는다.

3 ▸ 같은 방이라도 침대를 따로 쓰면 부부 모두 수면의 질이 올라간다.

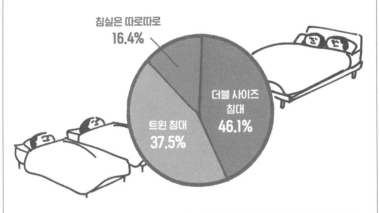

✦ 부부의 침실, 어떤 것을 더 선호하나요? ✦

침실은 따로따로
16.4%

트윈 침대
37.5%

더블 사이즈
침대
46.1%

* 한국에서도 유사한 조사가 있었는데, 호주 홈퍼니처 기업 '코알라'가 발표한 2021 코알라 한국 수면 실태 설문조사에 의하면 부부가 침대를 함께 쓰는 경우 수면에 방해가 되는지 묻는 질문에 남성의 42%, 여성의 58%가 그렇다고 답했다.

출처: 결혼정보지 〈젝시ZEXY〉의 설문조사(2017년 8월에 마크로밀 모니터 100명을 대상으로 실시)

아이가 생겨도
아이를 부부 사이에
재우는 건 **피하자**

신생아기를 지나서 아이가 혼자 잘 수 있게 될 때까지는 오랜 시간이 걸린다. 이때 부모가 숙면을 할 수 있는지가 중요하다. 그런데 대부분의 가정에서 아이가 태어나면 충분히 잠을 자지 못한다.

기본적으로 기억해야 하는 점은 부모와 아이가 함께 자면 남성의 수면의 질이 떨어지기 쉽다는 사실이다. 게다가 수면의 질이 떨어지면 남성 호르몬의 분비도 줄어든다. 업무의 종류에 따라 다르겠지만 남성 호르몬인 테스토스테론이 줄면 업무의 능률이 떨어진다고 한다. 흔히 아이가 태어나면 성격이 부드러워진다고 하는데 사실 호르몬 분비가 줄었기 때문일 가능성이 크다. 어느 정도는 성격이 부드러워져도 괜찮지만 업무에 대한 적극성이 떨어질 정도로 호르몬 분비가 감소한다면 문제라고 할 수 있다.

가족 모두가 만족하는 숙면 기술은 무엇이 있을까?

간단한 방법은 아이를 사이에 두고 자지 말고 아이-엄마-아빠 순으로 자는 것이다. 이렇게 바꾸기만 해도 아빠의 수면의 질이 높아진다. 그리고 엄마와 아이 사이에 **긴 베개**를 놓아두면 엄마의 수면의 질도 높아진다. 긴 베개가 없다면 작은 베개도 괜찮다.

이불을 각자 하나씩 사용하는 것도 깊은 수면을 위한 한 가지 방법이다. 바닥에 까는 이불과 덮는 이불을 모두 따로 사용하는 것이 가장 이상적이지만 현실적으로 힘들다면 덮는 이불만이라도 따로 사용하면 숙면에 도움이 된다. 또한 같은 방이라도 이불을 따로 쓰면 아이 혼자 자는 연습도 된다.

아이를 부부 사이에 두고 함께 자면 숙면할 수 없다

1 ▸ 신생아 시기 이후부터 아이가 혼자 잘 수 있을 때까지 숙면하는 방법
       을 찾는 것이 중요하다.

2 ▸ 남성은 여성보다 아이와 함께 잤을 때 영향을 더 많이 받는다.

3 ▸ 자는 순서를 바꾸거나 이불을 따로 쓰는 것만으로도 수면의 질이 극적
       으로 개선된다.

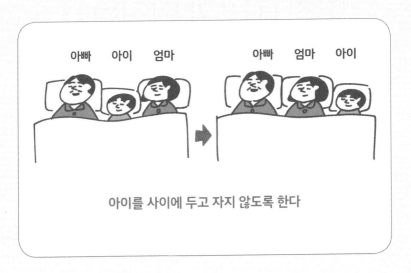

아이를 사이에 두고 자지 않도록 한다

잠옷은
연령별 특징에
맞춰서 바꿔 입어보자

최근에는 수면의 질을 위해 트레이닝복보다 제대로 된 잠옷을 입어야 한다는 사실이 많이 알려져 "어떤 잠옷을 입어야 하나요?"라는 질문을 많이 받는다. 잘 때 무엇을 입으면 좋을지는 성별이나 체질을 고려해서 선택해야 한다. **하지만 지금까지 많은 고객을 만나면서 느낀 것은 잠옷을 선택할 때 고려해야 하는 가장 중요한 사항은 '연령'이라는 점이다.**

나이가 들면 피부의 유분이 줄어들고 깊이 잠들기 힘들어진다. 이 두 가지를 생각하면 **나이가 들수록 잠옷의 소재에 신경 써야 한다.** 좀처럼 쉽게 잠들지 못하는 사람을 제외하면 10대나 20대에는 무엇을 입어도 수면의 질이 떨어지지 않는다. 제2장의 칼럼(60쪽 참조)에서도 소개했듯이 20대는 바닥에서 자도 피로도의 차이가 거의 없다는 연구 결과도 있을 정도다.

30대가 되면 피부의 유분도 줄고 깊은 잠을 자는 시간도 짧아지기 때문에 잠옷에 신경 써야 한다. **이 연령대가 되면 화학 섬유로 된 잠옷이나 트레이닝복은 수면의 질을 떨어뜨릴 가능성이 크다.** 그렇게 고가가 아니어도 좋으니 면으로 된 제품을 추천한다. 인터넷에만 검색해도 부담스럽지 않은 가격에 다양한 종류의 상품을 만날 수 있다. 트레이닝복에서 잠옷으로 바꾼 30대의 90%가 잠옷으로 바꾸고 난 후 '수면의 질이 좋아졌다고 느낀다'라고 답했다.

그리고 40대 이상이라면 **면이라고 하더라도 감촉이 좋은 고품질의 면이나 유기농 면처럼 보다 편안한 소재**를 사용하는 것이 좋다. 이 연령대가 되면 피부에 부드럽게 닿는 소재가 아니면 자는 동안 마찰로 인해 수면의 질이 떨어질 수 있다. 특히 고급 타월지로 만든 잠옷이 착용감이 좋다.

마지막으로 **잠옷의 최고봉은 실크 소재의 잠옷**이다. 가격이 비싸지만 실크는 피부와 비슷한 단백질이기 때문에 가장 피부와 잘 맞는다. 흡수성, 보습성 등 어떤 면에서도 성능이 좋다. 꼭 한 번 이용해 보길 바란다.

연령에 맞춰 잠옷을 바꾼다

1 ▸ 트레이닝복보다는 잠옷이 더 숙면에 도움이 된다.

2 ▸ 20대까지의 젊은 시기에는 잠옷 소재에 그다지 신경 쓰지 않아도 수
면의 질이 떨어지지 않는다.

3 ▸ 나이가 들수록 피부의 유분이 줄어들기 때문에 피부에 닿는 감촉이 좋
은 소재로 바꿔야 한다.

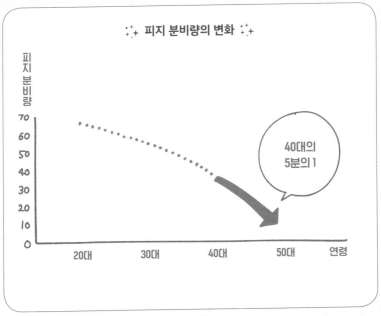

출처: 로토제약 조사

다양한 원인으로 생기는
코골이는
확실히 **수면의 질**을
떨어뜨린다

꒞꒞●꒰꒰

젊을 때는 코를 골지 않았던 사람도 30대 후반부터 코를 크게 고는 경우가 생긴다. 혼자 사는 사람은 잘 모르겠지만 가족과 함께 생활한다면 옆방에 있어도 코 고는 소리가 꽤 크게 들리기 때문에 가족에게 확인해 달라고 하는 것도 좋다.

코 고는 소리와 수면의 질은 깊은 연관이 있다. 코를 크게 고는 주요 원인은 기도가 어떤 이유에서 좁아지고 막히기 때문이다. 기도가 좁아져 입으로 호흡하면 코로 숨 쉴 때보다 숨쉬기가 힘들어져 깊은 잠을 잘 수 없다. 또 호흡에 대한 부담이 커서 숨쉬기를 멈추기도 하다 보니(이것이 심해지면 수면무호흡증후군이 된다) 체내의 산소가 부족해지는 심각한 상황을 초래할 수 있다.

코 고는 소리가 커지는 가장 큰 원인은 체중이 늘어나 기도가 좁아지기 때문이지만 노화로 인해 쳐진 혀가 기도를 막아 코골이가 심해지는 경우도 있다. 마른 사람이라도 겪을 수 있는 문제이니 마른 체형이니까 코를 골 리가 없다고 생각하지 말고 코골이의 원인은 비만뿐만이 아니라는 사실을 기억해야 한다.

　코를 고는 이유가 무엇이든 우선 자신의 코골이나 무호흡이 얼마나 심한지부터 파악해야 한다. 집에서 할 수 있는 방법으로는 병원의 측정 기기를 빌려서 수면 상태를 측정하는 **'간이 PSG 검사'**가 있다. (병원에서 실시하는 표준 PSG 검사가 20여 개 센서를 통해 뇌파, 심전도, 호흡 등을 확인하는 것에 비해 간이 PSG 검사는 코와 손가락에 1~4개 센서를 꽂고 산소포화도를 측정한다. 정확도가 떨어지므로 참고용으로 사용한다. 감수자 주)
　처음부터 기기까지 빌려서 측정하기 망설여진다면 **'스노어랩:내 코골이 녹음하기'**라고 하는 **무료 앱**을 추천한다. 의료 기기는 아니라서 무조건 신뢰할 수는 없지만 대략적인 상태를 파악하는 데는 충분하다. 스노어랩의 '코골이 점수'가 40을 넘으면 코골이 소리가 크다고 할 수 있다. 점수가 100을 넘으면 심각한 수준이므로 적극적으로 대책을 마련해야 한다.

코 고는 소리가 커졌다면
자신의 상태를 확인해 봐야 한다

1 ▶ 30대 후반부터는 누구나 코 고는 소리가 커진다.

2 ▶ 코 고는 소리가 커지는 최대 원인은 비만이지만 노화도 영향이 있다.

3 ▶ 코 고는 소리 측정 앱 '스노어랩'은 무료로 사용할 수 있으므로 추천
한다.

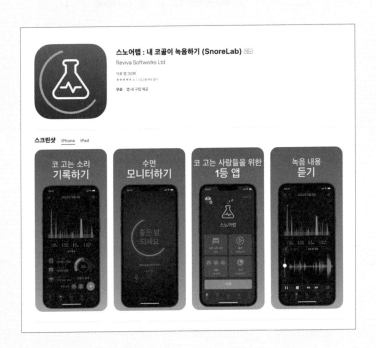

신체 **호르몬 변화**가
큰 시기에는
수면의 질 저하에
대비하자

몸에 관해 공부하다 보면 '액년에는 건강에 주의해야 한다'라는 말이 전혀 틀린 말은 아니라고 느낄 때가 많다. 일본에서 운수가 좋지 않은 해로 여겨지는 '액년'이 개인차는 있지만 여러 호르몬 분비가 급격히 줄고 활성산소가 늘어나는 등 몸의 변화가 생기는 나이와 크게 다르지 않기 때문이다.

몸을 하나의 공장이라고 하면 그 시기 즈음에 건물과 내부의 기계가 한 번에 급격하게 노후화되는 것이다. 특히 만 50세가 넘으면 남녀 모두 갱년기에 해당되는 나이로 성호르몬의 감퇴와 함께 본격적으로 노화가 시작된다. 이로 인해 대사성질환 등 신체의 질병이 발생하고, 체중이 증가하면서 수면 호흡장애가 생기기도 한다. 여성의 경우 폐경 전에는 없던 코골이가 시작된다.

더불어 50대에 접어들면 수면 호르몬인 멜라토닌 농도가 20대에 비해 50% 미만으로 감소해 수면에 큰 영양을 끼친다. 지금까지 수면에 문제가 없었던 사람도 처음으로 '쉽게 잠들지 못한다', '잠을 자도 피로가 풀리지 않는다'와 같이 수면의 질이 나빠졌다고 느끼기 시작한다. 하지만 인간은 쉽게 적응하는 동물이기 때문에 이러한 느낌에 익숙해지면 수면을 개선할 기회를 놓치고 만다. 이 시기에 수면이나 식사에 신경 써야겠다고 미리 마음의 준비를 하면 당황하지 않고 대처할 수 있다.

그렇다면 무엇에 주의하면 수면의 질을 유지할 수 있을까. **다양한 호르몬이 급격히 저하되는 시기이므로 직장인들에게는 운동을 강력하게 추천한다.** 이 시기에 많은 직장인이 공사다망하다 보니 운동할 여유가 없는 경우가 많다. 그러나 **운동 부족도 호르몬 저하를 초래한다.** 호르몬의 저하를 최소한으로 줄이는 방법으로 후생노동성에서는 6,000보 이상 걷기를 권장한다. 노화를 늦추고 싶다면 8,000보 이상 걷는 것이 좋다. 이 시기에 어느 정도 걷기를 습관화하면 '깊은 수면'을 하는 시간도 많이 줄지 않기 때문에 걷기 운동은 꾸준히 하는 편이 좋다.

다음은 역시 식사다. 소화 능력이 떨어지기 때문에 밤에 너무 많은 식사를 하면 수면의 질도 하락한다. 저녁을 가볍게 먹거나 양을 줄이면 숙면하는 데 도움이 된다.

급격한 신체 변화가 있는 시기의 수면 대책

1 ▸ 50세가 넘으면 수면 호르몬인 멜라토닌의 분비가 반으로 줄어든다.

2 ▸ 가장 좋은 숙면 대책은 '걷기'이므로 최소 6,000보, 이상적으로는
      8,000보 이상 걷는 것이 좋다.

3 ▸ 소화 능력도 떨어지기 때문에 저녁 식사에 신경 쓰면 수면의 질을 유
      지할 수 있다.

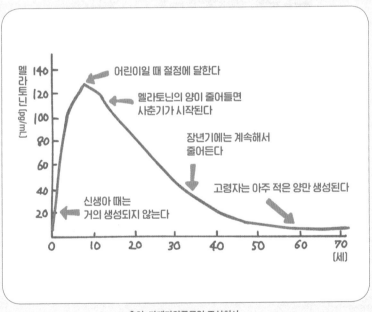

출처: 다케다약품공업 주식회사

50대가 지나면 밤중 화장실 대책이 필요하다

꒷꒷ ● ꒦꒦

얼마 전 서점에서 《밤에 화장실 때문에 일어나지 않는 방법》이라는 책을 발견했다. '밤중 화장실 이야기로 책 한 권을 쓸 수 있구나!'라는 생각에 조금 놀랐다. 하지만 잘 생각해 보면 50대 직장인들이 많이 하는 상담이다.

일본배뇨기능학회에 따르면 50대는 5명 중 1명, 60대는 5명 중 2명, 70대는 5명 중 3명, 80대는 5명 중 무려 4명 이상(83.9%)이 밤에 2회 이상 일어나 화장실에 가는 '야간 빈뇨'로 고생한다고 한다. 80대 이후에는 대부분의 사람이 해당되는 것이다.

잘 알려지지 않았지만 **밤중에 2회 이상 화장실에 가는 야간 빈뇨가 있는 사람은 1회 이하인 같은 연령에 비해 사망률이 약 2배(1.98배) 높다고 하는 일본 내 조사 결과도 있다.** 화장실을 가기 위해 밤에 자주 일어나면 얕은 잠을 자게 된다. 때문에 수면을 통한 회복이 충분히 이루어지지 못해 아침에 개운한 상태로 일어날 수 없다.

　야간 빈뇨 문제를 해결하려면 우선 **몸을 따뜻하게 한다.** 인간은 노화로 인해 체온이 떨어지는데 체온이 떨어지면 화장실에 가는 횟수가 늘어난다. 산교의과대학교와 기타큐슈시립대학교가 5년에 걸쳐 실시한 연구에서는 겨울에 실내 온도를 2.5℃ 올리면 야간빈뇨가 40% 줄어든다는 결과가 나왔다. 또, 복대 등을 이용해 배를 따뜻하게 했더니 화장실에 가는 횟수가 줄었다고 한다.

　다음으로는 **자기 전에 수분 섭취를 피해야 한다.** 평소에 물을 자주 마시는 건 좋지만 자기 3시간 전까지는 음식 섭취를 끝내고 물도 2시간 전까지만 마시는 게 좋다. 젊은 사람도 주의해야 하지만 50대가 되면 특히 더 신경 써야 한다. 50대는 알코올이나 카페인의 잔존 시간이 두 배 정도라는 데이터도 있다.

　마지막으로 **염분을 줄여야 한다.** 짜게 먹으면 아무래도 물을 찾게 된다. '야간 빈뇨 진료 지침'에서는 하루의 염분 섭취량이 9.2g을 넘으면 빈뇨의 위험성이 높아지므로 그 범위 내에서 섭취하도록 권장한다.

　이 세 가지만 지켜도 자다 깨서 화장실에 가는 횟수가 많이 줄어든다.

50대 이후 신경 써야 하는 '야간 빈뇨'

1 ▸ 50대가 되면 5명 중 1명이 밤에 화장실을 2회 이상 간다.

2 ▸ 야간 빈뇨는 수면의 질을 떨어뜨릴 뿐만 아니라 사망 위험도 2배로 높인다.

3 ▸ '체온 올리기', '수분 제한', '염분 제한'으로 효과가 없다면 병원에서 진료를 받는다.

✦ 밤중에 2회 이상 화장실을 가는 남성의 비율 ✦

50대 5명 중 1명
(20.6%)

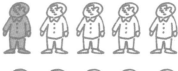

60대 5명 중 2명
(39.7%)

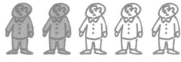

70대 5명 중 3명
(62.0%)

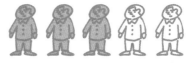

80대 5명 중 4명
(83.9%)

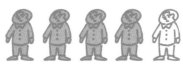

출처: 히라사와 세이이치 저《아침까지 편안하게 꿀잠! 밤중에 화장실에 가지 않는 방법》(어치브먼트출판)

50대부터는
조금씩 수면 시간이
짧아지므로
'밤에 깨어있는 힘'을
키울 필요가 있다

사람에 따라서는 한참 후의 일일지도 모르겠지만, 인생은 빠르게 흘러가니 50대가 되었을 때 수면 패턴이 어떻게 바뀌는지 알아둔다고 해서 나쁜 것은 없다. **50대가 되면 멜라토닌 분비가 줄어들어 깊은 잠을 자는 시간이 짧아진다.** 젊을 때는 항상 수면이 부족한 상태여서 언제든 금방 잠들 수 있었는데 50대에는 **필요한 수면 시간이 6시간 정도로 짧아진다**(어디까지나 평균 수치다). 이 부분만 생각하면 활동할 수 있는 시간이 길어져 인생을 마음껏 즐길 수 있겠다고 생각할 수 있지만 실제로는 그렇지 않다.

그 이유는 체력이 떨어져 깨어있기가 힘들고 이불 속에서 뒤척이는 시간이 길어지기 때문이다. 즉, 젊을 때는 하고 싶은 일도 많고 체력도 되는데 필요한 수면 시간이 길어서 항상 수면 부족 상태인 데 반해 50대부터는 완전히 반대인 **'수면 과잉 상태'**가 되는 것이다. 40대 이하인 사람은 상상조차 못할 일이다.

게다가 수면 과잉 상태인데 더 자려고 억지로 누워있으면 깊은 잠을 자는 시간이 급격히 줄어들고 안 그래도 길었던 얕은 수면 시간이 늘어나 **수면 과잉의 악순환**에 빠지게 되어 밤이 두려워지는 수준에 이른다. 거짓말처럼 들릴지 모르겠지만 대부분의 사람이 곧 경험하는 것이므로 이러한 사실을 잘 기억하길 바란다.

수면 과잉의 악순환에 빠지지 않으려면 **깨어있는 상태로 버티는 힘을 키워 이불 속에서 보내는 시간을 최대한 줄이도록 노력해야 한다.** 나이가 들면 밤 9시나 10시에 자는 사람이 많다. 그때부터 최적의 수면 시간인 6시간 정도를 자면 새벽 4시에 일어나야 한다. 하지만 그 시간에 일어나서 활동하기는 쉽지 않다. 적어도 밤 11시까지 깨어있으면 아침형 인간인 사람이 일어나는 시간쯤에 일어나서 상쾌하게 하루를 보낼 수 있다.

50대에 늦은 시간까지 깨어있으려면 체력이 필요하기 때문에 걷기 운동보다 더 강도 높은 운동으로 몸을 단련해야 한다. 그리고 **그만큼 자유롭게 쓸 수 있는 시간이 늘어나는 것이니까 50대부터는 하고 싶은 일을 마음껏 할 수 있다고 긍정적으로 받아들이면 좋다.** 그런 긍정적인 마음가짐으로 업무 이외에 다양한 일을 즐기는 50대 직장인도 많다.

50대 이후의 수면 철칙

1 ▶ 50대가 되면 잠을 길게 자지 않아도 되는데 이불 속에 있는 시간이 늘어나 수면 과잉 상태가 된다.

2 ▶ 수면 과잉 상태가 되면 얕은 수면 시간이 길어지는 악순환에 빠진다.

3 ▶ '밤에 깨어있는 힘'을 길러 50대부터는 자신이 좋아하는 일을 하면 된다.

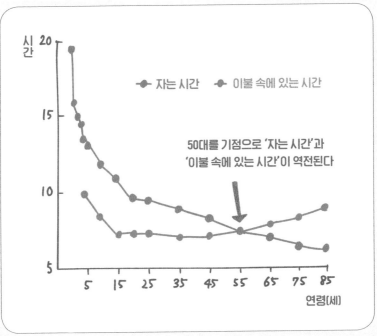

출처: 엔도 다쿠로 저 《75세까지 익혀야 하는 수면 습관》(생츄어리출판)

여러 명이 함께 잘 때는
이산화탄소 농도에 주의하자

코로나19의 영향으로 매장이나 사무실에서 이산화탄소 농도를 측정하는 곳이 많아졌다. 해외에서는 이전부터 사무실의 이산화탄소 농도가 높으면 업무 생산성이 떨어지거나 불쾌감을 줄 수 있어 이산화탄소를 측정하는 곳이 많았다.

환기가 제대로 되지 않는 곳에 많은 사람이 모여 있으면 이산화탄소 농도는 금세 후생노동성 기준치(1,500ppm)를 넘는다. 가정에서는 특별한 일이 없으면 기준치를 넘는 경우가 거의 없지만 침실에서 문을 닫고 여러 명이 함께 자면 기준치를 훌쩍 넘기도 한다. 2명이 약 4평(12.96㎡) 정도의 방에서 자는데도 4,000ppm을 넘는 경우도 있다.

많은 논문에서 이산화탄소 농도가 높은 상태에서는 수면의 질이 떨어지거나 다음 날 집중력이 저하된다고 말한다. 계절에 따라 다르지만, 이산화탄소 농도를 낮추기 위해 창문을 열고 자면 지나치게 덥거나 추울 수 있고 외부의 소음으로 인해 수면의 질이 떨어진다.

좁은 방에서 가족이 함께 잔다면 이산화탄소 농도를 측정하는 기기를 이용해 확인하는 편이 좋다. 특히 환기가 잘 되지 않는 방에서 여러 명이 함께 자고 아침에 일어났을 때 편두통이 심하다면 이산화탄소 과다가 원인일 수 있으니 농도를 측정해 보자. 농도를 측정했을 때 2,500ppm을 넘는 높은 수치가 나온다면 대책을 마련해야 한다.

에어컨은 일부 고급 기종을 제외하고는 실내 공기를 순환시키는 기능을 작동시켜도 이산화탄소 농도가 낮아지지 않는다(공기청정기도 마찬가지다). 가장 효과적인 방법은 자기 전에 환기를 통해 이산화탄소 농도를 낮추는 것이다. 이것만으로도 충분히 효과가 있다. 그리고 너무 시끄럽지 않다면 창문을 약간 열어두고 자는 것도 좋은 방법이다. 또 소리가 크지 않은 환기팬이나 24시간 돌아가는 공조시스템이 있다면 도움이 된다.

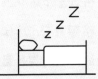

인생의 다양한 수면 고민에 답을 제시하는 '숙면 지도'를 손에 넣자

나는 현재 수면 지도사로 일하고 있지만 원래는 숙면과 거리가 먼 '불면증', '심각한 수면 부족', '수면무호흡증후군'을 모두 가지고 있는 '워커홀릭'이었다. 직장인 시절에는 사내에서 좋은 자리를 차지하기 위해, 회사를 그만두고 나서는 사업을 키우기 위해 밤낮으로 애쓰다 보니 '수면'은 항상 뒷전이었고 숙면은 한 번도 생각해본 적이 없었다. 일만 생각하며 달려왔기 때문에 사업은 잘되고 있지만 행복하다거나 심리적으로 안정적이라고 느끼지는 못했다. 또 솔직히 고백하면 직원들이나 사업 파트너와도 제대로 소통하지 못했다.

나는 자타가 인정하는 워커홀릭이었고 일을 할 수 있는 것만으로도 행복하기는 했지만 주변 사람들과 함께 협력해서 사업을 추진하고 더 좋은 성과를 낼 수 있다면 더없이 행복할 것 같았다. 그러려면 무엇을 개선해야 할까 고민하고 알아본 결과, **내가 찾은 답은 바로 숙면이었다.** 그때부터 숙면을 위해 다양한 수면 관련 책을 읽었고 세미나와 강의에도 참석했다. 그리고 반년 동안 수면 개선을 돕는 상급 지도사 자격증을 취득했다. 그 결과, 스스로 불면증을 극복했고 수면무호흡증후군도 CPAP를 사용하지 않아도 될 정도로 개선되었다. 지금은 자신 있게 숙면하고 있다고 말할 수 있을 만큼 좋아졌지만 처음에는 좀처럼 나아지지 않았다.

왜일까?

숙면을 위한 노하우가 담긴 책을 쓴 사람이 할 말은 아니지만 **사실 노하우만으로는 숙면할 수 없다.** 물론 처음에는 지식이나 노하우가 필요하고 이것이 수면을 개선하는 데 도움이 된다. **하지만 더 중요한 것은 어느 정도 수면 상황이 개선되고 나서 '일할 때 기분이 전혀 다른걸?', '아침에 개운하게 잠에서 깨고 밤에 쉽게 잠드니까 너무 좋은데?'와 같이 '숙면이 인생을 살아가는 데 있어 중요하다'라는 사실을 스스로 깨닫는 일이다.** 이번에 이 책에서 소개한 숙면 기술을 실천한 후 '숙면은 정말 좋은 거구나'라고 몸소 느꼈다면 수면에 대한 이미지를 글로 써보길 바란다. 숙면은 삶을 긍정적으로 바꾼다.

나에게는 수면 코치가 있다. 지금 내가 몸담고 있는 회사 대표인 사토 미쿠다. 사토에게 숙면의 중요성, 숙면 기술에 대해 배웠다. 정말 감사하게 생각한다. 또 이 책은 편집자 데라사

키 요쿠의 아이디어와 도움 없이는 만들지 못했을 것이다. 그리고 데라사키를 소개해주고 함께 아이디어를 생각해 준 후지타 사야카, 방대한 자료를 정리해 준 어시스턴트 카이, 항상 최선의 논문을 찾아준 인턴인 도쿄대학교 학생 다카하시에게도 감사의 마음을 전한다. 그리고 나의 의도를 제대로 파악해 딱 들어맞는 일러스트를 50개 이상 그려준 일러스트레이터 다카야나기 고타로, 멋진 책으로 완성해준 디자인 사무소 토부후네의 직원 모두에게 감사한 마음뿐이다.

이 책을 읽고 숙면하게 되었다면 꼭 주변 사람들에게도 소개해 주길 바란다. 가까이에 두고 언제든 필요할 때 펴볼 수 있도록 색감이나 일러스트, 글자 크기, 폰트, 책의 사이즈나 재질까지도 신경 썼다(불면증으로 항상 지쳐있는 독자가 편하게 읽을 수 있도록 글씨 크기도 키웠다). 이 책을 읽은 사람이 '다른 사람에게 선물하고 싶은 책', '계속 가까이에 두고 보고 싶은 책'이 되도록 마음을 담아 만들었다.

여러분과 주변 사람들의 숙면에 도움이 되기를 바란다.

2022년 2월
스미야 료

에필로그